罗炜樑 李梅◎著

每日一动
远离疼痛

腰椎间盘突出
科学康复指南

清華大学出版社
北 京

本书封面贴有清华大学出版社防伪标签，无标签者不得销售。

版权所有，侵权必究。举报：010-62782989，beiqinquan@tup.tsinghua.edu.cn。

图书在版编目（CIP）数据

每日一动，远离疼痛：腰椎间盘突出科学康复指南 / 罗炜樑，李梅著. —北京：清华大学出版社，2019（2024.3 重印）

ISBN 978-7-302-53020-6

Ⅰ.①每… Ⅱ.①罗… ②李… Ⅲ.①腰椎－椎间盘突出－康复－指南 Ⅳ.①R681.509-62

中国版本图书馆 CIP 数据核字（2019）第 093912 号

责任编辑：刘 洋 顾 强
封面设计：李伯骥
版式设计：方加青
责任校对：王荣静
责任印制：杨 艳

出版发行：清华大学出版社
　　　　网　　　址：https://www.tup.com.cn，https://www.wqxuetang.com
　　　　地　　　址：北京清华大学学研大厦 A 座　　　　邮　　编：100084
　　　　社 总 机：010-83470000　　　　　　　　邮　　购：010-62786544
　　　　投稿与读者服务：010-62776969，c-service@tup.tsinghua.edu.cn
　　　　质 量 反 馈：010-62772015，zhiliang@tup.tsinghua.edu.cn
印 装 者：三河市东方印刷有限公司
经　　销：全国新华书店
开　　本：148mm×210mm　　　印　　张：6.5　　　字　　数：138 千字
版　　次：2019 年 8 月第 1 版　　　印　　次：2024 年 3 月第 13 次印刷
定　　价：48.00 元

产品编号：081332-01

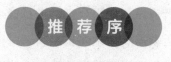

运动即良医

　　罗炜樑博士是中山大学附属第一医院康复医学科研究员、副教授，于英国南安普顿大学取得康复学博士学位，在中山大学完成博士后研究。他曾在英国创办三家物理治疗诊所，具有丰富的运动医学和腰突症运动康复经验。罗副教授在这本书中以大量的科学研究数据为依据，深入浅出地为众多腰突症患者介绍科学、专业、有效的康复之路。

　　运动即良医，是美国运动医学学院提出并积极推动的全球大众健康的倡议和理念，将运动作为预防和治疗疾病的不可或缺的重要部分。尤其在预防和治疗腰突症方面，运动康复是已被临床验证可有效缓解腰突症状，降低复发率的康复物理治疗方法。

　　我推荐大家阅读这本书，一方面是因为运动康复在治疗腰突症上的科学有效性，另一方面是因为这本书是一本非常实用的操作手册。精准的医疗源于科学方法，就跟门诊医生开药一样，疾病不同，药的配方也不一样，即使是同一个疾病，根据严重程度不同，剂量也会有所差异。当医生告诉患者"可以尝试通过运动康复来治疗腰突症"时，患者还需要知道具体的运动方式、运动强度、运动频率和运动的持续时间。而这本书则非常详细地指导腰突症患者应该如何组合运动进行锻炼、以怎样的强度开始锻炼、每个运动需要持续多长时间、每天该练习多少次、遇到疼痛该怎么处理、伴随着脊柱功能性侧弯等问题时该怎么锻炼等一系列运动康复知识。此外，本书还介绍到，当腰突症患者在进行运动康复时，要注意管理自己的日常行为和姿势等要点，以预防腰突症复发，比如怎样的坐姿和站姿对腰部比较好、久站和久坐时该如何锻炼，等等。

随着我国经济发展、人们生活和工作方式的变化，腰突症发病率越来越高，且向年轻化、低龄化发展。国内的运动康复理念虽有所发展但还远远不能深入人心，很多人都不知道运动康复，更谈不上了解、应用。而这本书，恰恰可以让更多腰突症患者深入理解和学习运动康复，掌握腰突症与运动康复的关系、腰突症该如何运动康复，提高腰突症患者的自我管理能力，帮助他们真正有效地缓解腰突症状，预防复发，挺直腰杆迈向未来。

以此为序。

黄东锋，教授、博士生导师

世界卫生组织康复合作中心主任

中山大学附属第七医院康复医学学科带头人

中山大学中山医学院康复治疗学系主任

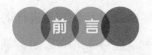

运动康复重在坚持

双子

我是一名腰突症患者，也是一名受益于运动康复的突友。

2016年，我的腰痛症状加重了：从臀部一直延伸到脚趾的酸麻和剧痛，让我躺在床上起不来。那时候，抱小孩已经成为一件非常困难的事，更别说舒服地睡一觉、认真地工作，那简直就是奢侈。

医院检查报告上面写着：L4/5和L5/S1椎间盘变性突出，L5、S1椎体终板炎，S2骶管囊肿。这些到底是什么意思？我该怎么办？当时感觉一片迷茫，我还不知道运动康复是什么。

然后就各种吃药、打针，但是并没有使症状得到缓解。虽然有时也想过动手术，但是害怕术后风险会更加严重地影响自己的生活。所以，我咬牙忍着痛，继续卧床休息，然后开始在网上搜索各种腰突的资料和找群。直到有一天，我在一个腰突群里听了罗炜樑副教授的腰突讲座，里面介绍了可以通过运动的方式缓解腰突症状，也就是运动康复。听完讲座之后，我对腰突有了更深的理解，并决定尝试运动康复。

我开始按照讲座中的方法小心地做到不弯腰提重物、不弯腰敲键盘办公、坐最多半小时就站起来活动、注意腰部的保暖、锻炼不过度，同时，开始尝试康复训练。

因为我最严重的症状是臀部疼痛和下肢放射性疼痛，所以我在罗炜樑副教授的APP——"WELL健康"上定制了坐骨神经痛快速缓解的运动方案。在做完几个动作后，很明显感觉疼痛得到了缓解。此后，我每天都会练习两次坐骨神经痛的快速缓解动作。如此做了一段时间的快速缓解，疼痛减轻了很多后，我就开始使用腰部的定制运动方案。

锻炼了两个多月之后，身体状况确实有了比较明显的改善，疼痛也缓解了很多。从以前步行10分钟就需要停下来休息到可以坚持20分钟了。我相信，只要坚持训练就可以很快地恢复正常的生活。

2018年1月份复查，检查报告显示：脊柱侧弯和椎管狭窄的情况消失了。此时，我已经能正常工作和生活了。

现在，我甚至可以在一些腰突群里给突友们解答一些专业问题。回顾整个康复训练的过程，我想对众多的突友说：运动康复重在坚持！

我向突友们推荐阅读这本书。一方面，因为运动康复缓解了我的腰突症状，让我恢复了正常的工作和生活能力，我相信运动康复可以根治腰突，也信任罗炜樑副教授的专业性。另一方面，这本书很详细地给出了腰突症运动康复的标准和原则，并介绍了腰突症的运动康复方法，例如，如何锻炼才有效，锻炼时需要注意什么，如何改善不良习惯等，非常全面地指导突友逐步缓解腰突的不适，并预防腰突症复发。

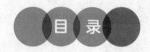

第一章 基础知识：了解腰突症

第二章　运动康复: 安全有效缓解症状

第三章　生活行为：减少腰突症复发

第一章

基础知识：
了解腰突症

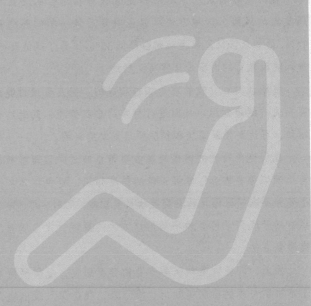

大多数突友只知道腰突可能会引起腰痛、腿痛、腿麻等症状，但并不了解腰椎间盘突出。这与我们现在的医疗环境有关。有关调查资料显示，中国慢性腰痛人群的自我管理行为较差。[1]（自我管理行为，通常是指慢性病患者为了缓解疾病症状、减轻疾病对生活工作的影响、保持健康的生理或心理状态而主动采取的行为，如腰突症患者主动学习护腰知识、定期进行康复锻炼、纠正坐站姿势等。）

腰突是慢性腰痛的主要原因。自我管理能力差，往往是由于腰痛人群缺少腰痛的自我管理意识。这说明了社会上对防治腰突症的健康科普教育甚少、缺乏强调健康教育和自我管理的意识的现状。

有研究数据表明，运动和健康教育相结合的方式可能会减少腰痛复发的风险。这种方法可以让康复后第一年的腰痛复发风险降低45%，而如果仅仅依靠运动则会降低35%。[2]为了降低腰痛复发的风险，加入健康教育的内容是非常有必要的。

健康教育和自我管理是相辅相成的。突友可通过健康教育学习腰突相关的健康知识，从而进行科学的自我管理，同时结合相关的科学运动，可达到缓解腰痛和预防腰痛复发的目的。

我们这里所说的健康教育主要是指通过学习腰椎解剖、疼痛机制与正确姿势等内容，掌握正确的护腰知识，避免在日常生活工作中由于姿势不当等原因导致腰突症状反复出现。同时，通过学习这些知识，也有助于我们了解各种不同治疗方法的原理，找出适合自己的最佳腰突康复方法。

因而，即便你是非医学专业的腰突朋友，也需要简单了解腰椎的基本解剖与疼痛机制等知识。接下来，我会深入浅出地介绍腰椎的基本生理结构，帮助大家了解腰突症。

第一节　全方位看透腰椎

　　腰椎间盘突出症与腰椎结构息息相关。在了解腰突症之前，我们先来简单了解腰椎的结构和作用，这将有助于你更清晰地了解自己的症状、了解各种腰突康复治疗方法的原理，增加康复的信心，提高康复效率。

　　正常的人体脊柱由 33 块椎骨堆叠而成，可分为颈椎、胸椎和腰椎。其中，腰椎由 5 块椎骨组成，前凸排列成一个完美的反"C"形柱体（见图 1-1）。

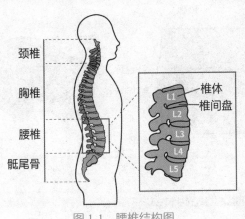

图 1-1　腰椎结构图

一、腰椎前凸：完美分散上半身的重力

　　如图 1-1 所示，腰椎由 5 节椎骨，自上而下，借助椎间盘、

韧带、关节，如堆积木般堆砌而成。这 5 节椎骨分别是第一腰椎（L1）、第二腰椎（L2）、第三腰椎（L3）、第四腰椎（L4）、第五腰椎（L5）。其中 L 是腰椎的英文 "Lumbar" 的缩写。

这 5 节椎骨与腰椎间盘，前凸排列形成一个完美的反 "C" 形柱体，以承担上半身的重力。这种腰椎前凸的排列有利于把身体的重力分散到各个部位，帮助维持身体平衡与稳定，并减轻腰椎间盘的压力，减少腰椎间盘的磨损。

二、腰椎间盘：分散腰椎负荷的减震器

如图 1-2 所示，腰椎间盘位于两节椎体之间，如 L1 与 L2 之间，担负着减少椎骨磨损、分散腰椎负荷的重要作用。

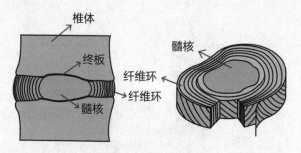

图 1-2　腰椎间盘结构

（一）腰椎间盘的结构特点

腰椎间盘由三部分构成，即终板、髓核与纤维环（见图 1-2）。我们通常说的腰椎间盘突出，是指腰椎间盘的纤维环破裂，里面的髓核向后突出。下面我们来详细了解椎间盘结构的主要特点。

纤维环主要由层层致密的胶原纤维组成，可以吸收运动带

来的震荡，并保护髓核，防止髓核突出压迫神经。

髓核的主要成分是水、蛋白多糖与胶原。这让髓核具有很强的亲水性，即对水有较大的亲和能力，可以吸引水分子。这种特性可以让椎间盘在压力减少时吸收水分，在压力增加时排出水分。

终板，位于髓核和椎体之间，包裹着髓核的上方与下方，[3] 负责控制髓核不要上下移动。

（二）腰椎间盘的营养获取

因为腰椎间盘基本上无血管组织，腰椎间盘内部没有动脉。这使得腰椎间盘的血液供应较差。所以，腰椎间盘基本很难直接依靠血液供应获取营养，而是依靠扩散作用获得。那么腰椎间盘是如何通过扩散作用获取营养的呢？

一方面，终板位于髓核和椎体之间，营养物质可以从椎体通过终板扩散到腰椎间盘内。

另一方面，由于髓核的亲水性，腰椎间盘能够在压力的变化下吸收和排出水分，完成营养物质的吸收扩散，以及腰椎间盘代谢废物的排放。由于吸水（获取营养）与排水（代谢废物）的过程能够在压力变化中发生，如果你长期卧床，拒绝运动，那么有可能影响腰椎间盘营养吸收，减缓康复进程。这也是为什么在出现腰椎间盘突出症的时候，国外的医生很少会直接建议卧床休息的原因之一。

三、腰椎神经：控制下肢的肌力与感知

在腰椎中，椎骨后面有椎弓环绕，围成椎孔。椎孔上下排列，

形成一个中空的神经通道——椎管。椎管里面有脊髓通过。

　　脊髓，是一个近乎圆柱状的物体，位于椎管内。它起于第一颈椎上缘，通常会延伸至第一、第二腰椎连接处，然后逐渐变细，像"马尾"一样向下发展。因而我们把在脊髓圆锥以下的腰骶神经根称为"马尾神经"，如图 1-3 所示。

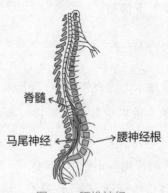

脊髓

马尾神经 ← → 腰神经根

图 1-3　腰椎神经

　　脊髓除了向下延伸外，还会在脊柱两侧延伸出成双成对的神经根，让这些神经向四肢继续延伸以支配控制四肢。例如，腰椎神经从两侧的椎间孔穿出后，一直延伸至下肢。在腰椎和骶骨两侧延伸出来的神经根，按照位置依次命名为第一、二、三、四、五腰神经根与第一、二、三、四、五骶神经根，如图 1-4 所示。

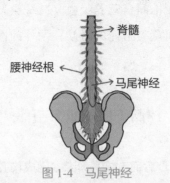

脊髓

腰神经根 ←

→ 马尾神经

图 1-4　马尾神经

腰椎神经主要负责下肢不同位置的肌力与感知。所以当腰椎神经受到椎间盘的压迫时，下肢有时候会因为感知受到影响而疼痛、发麻、发木，也会因为肌力受到影响而出现无力、肌肉萎缩的症状。

例如常常听说过的"坐骨神经痛"。坐骨神经是由第四、五腰神经根与第一、二、三骶神经根组成的，主要支配臀部、大腿与小腿的后外侧部位的肌力和感知。所以，当腰椎间盘突出物压迫坐骨神经时，往往会引起这些部位的疼痛、麻木、无力等症状。

四、腰椎韧带：腰部的稳定与承载结构

如图 1-5 所示，腰椎韧带主要附着在腰椎的前后，将椎骨和椎间盘牢牢地固定在一起。这样可以在休息和运动时帮助保持腰椎稳定，防止腰椎向任何一个方向过度运动。

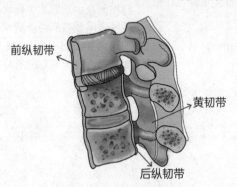

前纵韧带

黄韧带

后纵韧带

图 1-5　腰椎韧带的位置

韧带由胶原纤维和弹性纤维组成。

一方面，胶原纤维具有韧性大、抗拉力强的特点。这种特性

就赋予了韧带一定的强度和刚度，使韧带坚韧起来，能够承受一定程度的压力。所以，腰椎韧带可以增加腰椎关节的稳定性，把椎骨和椎间盘牢牢地固定在正常的位置上，并防止腰椎过度活动。

另一方面，弹性纤维具有富含弹性、耐受力强的特点。这种特性就赋予了韧带一定的弹性，使韧带柔韧起来，能够在压力的作用下延伸变长并弹回正常位置。所以，腰椎韧带的弹性作用可以适当增加腰椎关节的活动范围并帮助腰椎关节在过度活动时能返回正常位置。

在腰椎中，较为重要的三个韧带分别是前纵韧带、后纵韧带与黄韧带。表1-1列出了这3种腰椎韧带的位置特点及主要作用（与腰椎间盘的关系）。

表 1-1　腰椎韧带的位置特点及主要作用

名　称	位置特点	主要作用（与椎间盘的关系）
前纵韧带	位于椎体前面，在脊柱前侧纵向（上下）运动	防止脊椎过伸（即过度向后弯）与椎间盘向前脱出
后纵韧带	位于椎体后面，在椎管内纵向（上下）运动	防止脊椎过度前屈（即过度向前弯）与椎间盘向后脱出，同时将椎间盘与位于椎间盘后侧的脊髓与神经分隔开
黄韧带	连接相邻椎弓板，活体呈黄色	保护椎管内的脊髓，并限制腰椎过分向前屈曲，尤其是突然弯腰

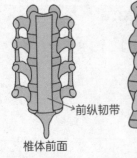
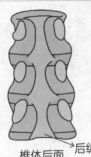
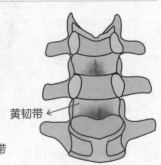

图 1-6　前纵韧带　　　　图 1-7　后纵韧带　　　　图 1-8　黄韧带

五、腰椎肌肉：腰部的动力和稳定装置

腰椎主要凭借肌肉收缩作为动力装置，产生运动（如弯腰）。腰椎肌肉通常指骨骼肌[1]，即附在腰椎上、可以自己感觉到并控制收缩的肌肉。

腰椎肌肉是由若干条被结缔组织包裹着的肌纤维（肌细胞）组合而成。如图 1-9 所示，肌肉就像一束大线团，由一条条小小的细线捆扎而成。这些细线就如同肌纤维，而包裹着细线的物质，则是结缔组织。在肌肉收缩期间，结缔组织可以把包裹着的肌纤维连接起来，让这些肌纤维向同一方向收缩发力，从而转化为有效的运动。

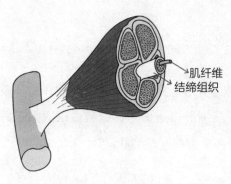

肌纤维
结缔组织

图 1-9　肌肉结构

此外，腰椎肌肉还扮演着另一个角色，即腰部重要的稳定装置。肌肉支撑着骨骼。健壮的腰部肌肉能为腰椎提供强大的支撑，尤其是更靠近腰椎的深层肌肉，可起到减轻腰椎压力、

---

① 　根据肌肉的结构与功能，肌肉可以分为骨骼肌、心肌与平滑肌三类。心肌与平滑肌，是不随人的意志直接控制收缩，由中枢神经系统控制的肌肉。心肌构成心脏，平滑肌主要构成内脏、食道与血管。

提高腰椎稳定性的作用。一旦腰部深层肌肉的力量下降，腰椎承受的压力增加，腰椎稳定性就会下降，这为腰突症埋下隐患。

第二节　因人而异的腰突症

　　每个人都是一个不同于他人的个体，生理结构也会存在差异。例如有的人是单眼皮，也有人是双眼皮。同理，腰椎间盘突出症，也会因人而异。对于不同的个体，即使突出的位置相同，表现出来的腰突症状也会有所差异。下面，我们一起来揭开腰突症的真面目。

一、腰突的常见症状

　　腰椎间盘突出症是指腰椎间盘外侧纤维环破裂，椎间盘内的髓核物质从裂缝渗透出来，刺激或压迫附近的腰椎神经，从而引起腰痛和下肢放射性症状。

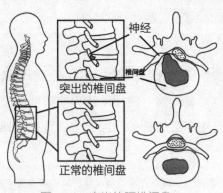

图 1-10　突出的腰椎间盘

一般情况下，腰椎间盘突出症的症状可表现为：

大多数的腰椎间盘突出症患者早期会出现腰痛，逐渐发展为下肢放射性疼痛。下肢放射性症状一般表现为腰部向臀部、大腿、小腿直到足部的放射性疼痛、麻木。

部分患者只会出现下肢放射性疼痛，没有腰痛的症状。

在打喷嚏和咳嗽情况下，疼痛症状会加剧。

如果腰椎间盘突出物压迫马尾神经，引起马尾神经综合征，可能会导致肛门会阴处即生殖器区域刺痛或发麻、剧烈腰臀腿部疼痛、大小便失禁、下肢无力、失去知觉等。当然，马尾神经综合征的人群非常少，大约只有 2% 的腰突症患者会出现马尾神经压迫。[4]

> **那么问题来了，明明是腰椎间盘突出，为什么会出现腿痛、腿麻等下肢放射性症状呢？**

这主要跟腰椎神经有关。

在腰椎后方中央与两侧均分布着腰椎神经。因为腰椎神经负责支配下肢不同位置的肌力与感知。所以，当腰椎神经被腰椎间盘突出物刺激或压迫时，其神经所支配的下肢肌肉力量与感知将受到一定程度的影响，继而出现腿痛、腿麻、下肢无力等放射性症状。各腰骶神经支配的皮肤区域，如图 1-11 所示。

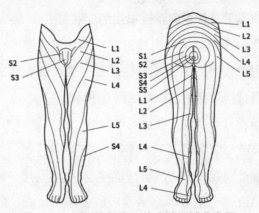

图 1-11　腰骶神经支配的皮肤区域分布图

　　值得注意的是，当某一根神经根被刺激时，该神经支配的区域不一定全都会出现疼痛或麻木症状，而可能只是该区域的某一位置出现症状。

　　这主要是因为腰椎神经在支配时具有重叠性。即同一片区域常常由一根以上的神经支配。当一根神经受压时，共同支配该片区域的其他神经没有被压迫，那么它们会继续支配该区域的感知。所以，一根神经受压很少会造成该片区域的感觉完全丧失，往往是该片区域的部分感觉异常。

　　例如，当 L4 神经根被压迫时，L4 神经所支配的区域不一定会全部出现症状，而是这片区域的一小部分位置会出现疼痛和麻木症状。

（一）最常见的腰突症状：坐骨神经痛

　　坐骨神经痛是最常见的腰突症状。

　　坐骨神经作为人体最长最粗大的神经，由第四、五腰神经根（L4、L5）与第一、二、三骶神经根（S1、S2、S3）组成。

而最容易出现突出的椎间盘在 L5 ～ S1 之间[①]。这节椎间盘突出最容易压迫坐骨神经。因此，坐骨神经痛可以说是最常见的腰突症状。

坐骨神经从脊髓腰段的神经根发出，从臀部的梨状肌下方穿出，分布于大腿和小腿后方、足底，掌控着这些位置的感知度和肌力大小。因此，当它受压时，常常表现为腰骶部、臀部至大腿后侧、小腿后侧、足部的疼痛、麻木、无力症状。

即使同为坐骨神经痛，当不同的腰椎神经被突出物刺激，疼痛部位也会有所差异，如图 1-11 所示。

L4 神经受压会导致以下症状：

- 大腿、膝关节、脚部标记 L4 的区域疼痛、发麻、发木；
- 踝关节与脚部无力、肌肉萎缩、紧绷。

L5 神经被压会导致以下症状：

- 腿外侧、脚上方标记 L5 的区域疼痛、发麻、发木；
- 脚部，包括脚趾无力、肌肉萎缩、紧绷。

S1 神经被压会导致以下症状：

- 小腿后外侧与脚外侧标记 S1 的区域疼痛、发麻、发木；
- 小腿与脚部无力、肌肉萎缩、紧绷。

那么有什么方法可缓解坐骨神经痛？

通常，突友进行相应的神经伸展运动可以舒缓坐骨神经的张力，减轻坐骨神经的刺激。此外，还需要加强腰部深层肌肉的锻炼，以减轻腰椎间盘的压力，从而减少突出物对神经根的压迫或

---

① 这主要由两个因素导致。一是这节椎间盘位于身体重心，并且 L5 ～ S1 之间的腰椎角度要更大；二是在腰椎中，这里产生的动作最大。这两个因素让它比其他椎间盘承受着更多的压力。

刺激。这一部分的内容将在第二章运动康复篇作详细的介绍。

（二）极危险的腰突症状：马尾神经综合征

马尾神经综合征虽少见，却最为危险。

如坐骨神经一般，马尾神经是由腰 L2 ～ L5、骶 S1 ～ S5 及尾节发出的共 10 对神经根组成，起自第一腰椎或紧挨其下，经过腰椎，越过骶骨，负责支配盆腔和下肢的感觉与运动，生殖器官、肠道和膀胱功能。

当马尾神经被突出物刺激或压迫，则引起马尾神经综合征。由于每个人的腰突情况有异，马尾神经综合征可表现为急性发作和症状逐渐加重两种。

1）急性发作

马尾神经综合征急性发作，一般在 24 小时内出现，通常包括以下症状：

■ 严重的腰痛；

■ 大小便失禁；

■ 腿软无法站立；

■ 生殖器官区域麻木等。

2）症状逐步加重

这种情况的马尾神经综合征一般在数周或数月内逐步加重，通常包括以下症状：

■ 部分或间歇性的大小便失禁；

■ 反复的腰背疼痛；

■ 下肢麻木、无力症状越来越严重；

■ 生殖器官区域麻木。

出现马尾神经症状，是否意味着需要立刻进行手术？

手术的目的是去除有害的因素，减轻马尾神经受压，避免永久性的损伤。然而，目前对于进行手术的时机是存在争议的。有研究报告显示，对于马尾神经综合征，在 24 小时内接受手术治疗的效果会比超过 24 小时后要好。[5] 但一项小型前瞻性研究显示，对于马尾神经综合征，在 24 小时内，24 ～ 48 小时以及超过 48 小时后进行手术治疗后，术后 3 个月与 12 个月的效果没有明显差异。[6] 该研究同时指出，手术治疗的恢复情况与术前症状严重程度有关，出现大小便失禁的情况手术后恢复情况会比较差。[6] 也就是说，如检查显示马尾神经受压，但是没有大小便失禁的情况，可以不需要过于担心手术后的恢复情况。

尽管对于进行手术的时机存在争议，但当你有马尾神经受压，早期进行手术减压会比较好 [7]，尤其是当你出现下列症状，应及时就医进行手术减轻马尾神经受压，避免症状进一步加重。

- 剧烈腰痛；
- 双腿或单腿突然失去感觉、无力或疼痛；
- 膀胱和肠道功能障碍，大小便失禁；
- 下肢反射减弱。

另外，马尾神经受压者进行手术后，需重视术后康复。术后的康复护理是让突友重返正常工作、生活的重要一环。部分马尾神经受压者在术后需要接受膀胱功能训练，改善大小便失禁的情况。

二、常见腰突风险因素

腰椎间盘有着充当椎骨之间的缓冲器、吸收压力、防止椎骨之间互相摩擦的作用。正常来说，纤维环没有那么脆弱。但如果经常做以下这些事情或有类似情况，是会增加患腰突风险的。

（一）缺乏运动

经常运动具有保护身体，维持健康的作用。长期缺乏运动，会让腰部肌肉力量下降，增加腰椎间盘承受的压力，增加腰突的风险。这是引起腰椎间盘突出的主要原因。

已有研究证实，对比正常的椎间盘附近肌肉，突出的椎间盘肌肉脂肪含量更高。[8] 脂肪含量高的肌肉，肌肉力量更小。这意味着突出的椎间盘附近肌肉力量弱。而肌肉作为腰椎的动力装置，负责控制腰椎稳定协调运动。肌肉力量弱，会降低对腰椎运动的控制力与稳定性，导致异常的运动模式。例如，当你需要弯腰搬重物，由于控制力减弱，在向前弯腰时腰椎椎体可能过度活动，为椎间盘带来不必要的负荷。长此以往，将增加椎间盘内的压力和磨损，最终导致椎间盘突出。

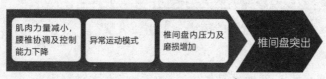

肌肉力量减小，腰椎协调及控制能力下降　→　异常运动模式　→　椎间盘内压力及磨损增加　→　椎间盘突出

图 1-12　肌肉力量与椎间盘突出关系图

针对"缺乏运动"这一问题，并非偶尔进行一次剧烈运动就能够解决，反而可能会因为身体未适应剧烈运动而导致创伤。为保持经常运动的状态，建议每周坚持至少 150 分钟的有氧运动。

（二）不良姿势

不良姿势会给椎间盘带来额外的负荷，增加椎间盘突出的风险。例如，很多人喜欢直接弯腰，用腰部发力将重物搬起；或者习惯弯腰驼背的坐姿。

（三）长期保持单一姿势或重复单一动作

长期保持单一姿势或者重复单一动作，会对椎间盘造成重复性压力，容易出现疲劳损伤。有研究调查发现，在两千多项职业里面，司机的腰痛复发率最高，其次是护士。[9] 这两个职业的共同点是长期保持单一姿势和重复性动作，例如长期久坐开车和重复性弯腰护理。

（四）长期吸烟

研究发现，长期吸烟会增加椎间盘突出风险。[10] 腰椎间盘基本上是无血管组织，主要通过周围血管的扩散作用获取营养物质与处理代谢废物。香烟中的尼古丁与其他化学物质会减缓腰间盘附近的血液循环，阻止椎间盘从血液中获取它们需要的营养。这会加速椎间盘的退化，让椎间盘的纤维层更加容易出现撕裂。

（五）体重超重

虽然肥胖不会直接导致腰椎间盘突出，但也会增加腰突风险。仔细分析，超重提高腰突风险主要表现在三方面。

第一，体重变大会直接增加腰部负担。每天的站立、坐位、行走中腰椎承受着身体的重量，体重增加意味着腰椎的负担增加。

第二，腹部累积的脂肪过多，容易造成骨盆过度前倾，增加腰椎压力。

第三，肥胖不仅意味着脂肪多，还说明本身肌肉力量的减小。腰部的肌肉力量不足，能够吸收的负荷会减少，椎间盘承受的压力变大，突出风险增加。

如想知道自己有没有超重，超了多少？你得估算一下自己的身体质量指数。身体质量指数，简称 BMI，是目前国际上常用来衡量人体胖瘦程度的一个标准。

换算公式：BMI= 体重（千克）÷ 身高的平方（平方米）。例如一位体重 70 千克，身高 175 厘米的朋友，BMI 的值是 70÷（1.75×1.75）≈ 22.86。

表 1-2 是我国国家卫生与计划生育委员会制定的 BMI 标准。你可以按照前面的公式，计算自己的 BMI 指数，然后对比下表，即可了解自己是否超重。如有超重现象，突友可在康复治疗师的监督下采取相应的减重措施。

表 1-2　我国国家卫生与计划生育委员会制定的 BMI 标准

符合中国人口的 BMI 标准	
偏瘦	<18.5
正常	18.5 ～ 23.9
超重	≥ 24.0
偏胖	24.0 ～ 27.9
肥胖	≥ 28.0

三、疼痛和麻木，哪个症状更严重？

关于腰突症状，经常听到这样的说法：腿部疼痛或麻木要比腰痛严重。腿麻要比腿痛严重。真的是这样吗？

事实上，要对比哪一个症状更严重，需要具体问题具体分析。以疼痛为例，发生在心脏部位的疼痛与发生在脚踝的疼痛。显而易见，心脏部位的疼痛有可能会更加危险严重。下面以腰突常见部位出现的疼痛做对比，根据不同的情况告诉大家哪一种疼痛更加严重。

（一）腰痛 VS 腿麻

在腰突的发病阶段，症状往往会集中在一个位置，比如腰部。但是随着症状的加重，症状会慢慢放射到神经受压迫的区域，如图1-13的"症状分散"箭头方向，从左到右的深色区域会由近端腰部往远端的腿部发展。

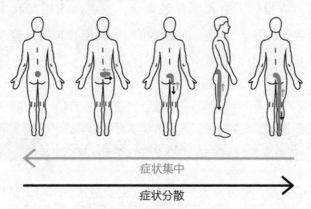

图 1-13　腰突症状的变化状态

在腰突的康复阶段，随着症状逐步减轻，症状往往会由远端向近端集中，如图1-13的"症状集中"箭头方向，从右到左的深色区域会由远端的腿部往近端腰部集中。在这种情况下，可以说下肢的腿痛、腿麻症状比腰痛更严重。

（二）腿痛 VS 腿麻

当腰突压迫神经时，会产生腿痛与腿麻等情况。如果腿痛和腿麻症状都是由神经压迫引起的，就严重程度而言，没有太大差别，并不会说腿麻就一定比腿痛更加严重。

但腿痛的原因有很多种。比如说腿部酸痛，也有可能是运动后的肌肉酸痛，或者肌肉过度紧张引起的酸痛。这种情况下，腿麻会比腿痛更严重。所以说，并不是腿部发麻、发木就一定是最严重的情况，还是要看个人情况来判断。

四、神经损伤能恢复吗？

当检查报告上有说明神经受压，或者出现腿部麻木时，人们经常会出现一个疑问，被腰椎间盘突出物长期压迫或刺激的神经根会不会出现永久性的神经损伤？神经损伤还能不能恢复？

首先，要区分清楚神经激惹与神经损伤。

神经激惹，也可称为神经刺激，主要是指周围组织结构（如椎间盘）对神经施加过大的压力，导致神经受到过多刺激。这种刺激会扰乱神经功能，容易引起酸痛、刺痛、麻木或无力的情况。但是神经激惹通常不会在短时间内造成神经结构的破坏。例如，椎间盘向后突出压迫神经，会对腰椎神经造成过多刺激，导致腿部的疼痛或麻木，但是基本不会直接压断神经（车祸等剧烈撞击的特殊情况除外）。同时，腰椎间盘突出症造成的神经症状往往是属于神经激惹。

神经损伤，主要是指由于各种原因导致神经结构的部分或完全受损，导致受损神经的部分或全部神经功能丧失，轻度可能只是麻木与疼痛的症状，严重情况下有可能导致肌肉萎缩，完全丧失肢体活动功能。导致神经损伤的常见原因如下：

- 压迫：可分为外在持续性的压力（如止血带）与内在压力（如腰突压迫神经）；
- 割伤：通常指被刀割伤或手术并发症引起的神经损伤；
- 牵拉：过度牵拉导致的神经损伤；
- 电：例如，触电或闪电电击。

总的来说，神经激惹与神经损伤的区别，主要在于以下两点。

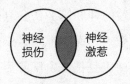

图 1-14 神经损伤和神经激惹的关系

（1）神经激惹主要是指周围组织对神经造成刺激，基本不会在短时间内造成神经结构破坏，但会引起神经症状，如疼痛、麻木或无力等。

（2）长期的神经激惹可能会对神经结构造成破坏，造成神经损伤。严重的神经损伤有可能会引起永久性神经损伤的后果。

也就是说，腰椎间盘突出压迫神经基本不会造成永久性神经损伤，但巨大的腰椎间盘突出物长期压迫神经（如腰椎间盘突出压迫马尾神经）可能会导致永久性神经损伤。

那么，神经激惹／神经损伤可以恢复吗？

神经组织是能够自我修复的。

神经组织，一般可分为中枢神经系统（大脑、脊髓）与周围神经系统（如腰椎神经根）。二者的恢复速度差别较大，中枢神经系统恢复速度是很慢的。由于腰突压迫的神经多数属于周围神经系统。下面以周围神经系统为例，说明神经的恢复程度。它会受多种因素影响，例如出现症状的原因、接受治疗的时间、个体年龄的影响、神经结构被破坏的程度与位置等。

（一）出现症状的原因

症状产生的原因不同，会对神经恢复时间与程度有很大的影响。例如，刀割导致的神经割裂伤会直接破坏整条神经的完整性，通常需要手术介入。而腰椎间盘压迫神经很少会直接破坏神经结构。通过运动康复把压迫解除后，神经压迫症状会逐渐恢复。

（二）接受治疗的时间

是否及时接受治疗将会影响神经的恢复程度。例如，对于腰椎间盘压迫导致的神经症状，如果没有引起足够的重视，及时接受运动康复等治疗，减少神经压迫，有可能导致神经结构的破坏，增加神经恢复难度。

（三）个体年龄的影响

总体上说，年轻人神经的恢复速度会比老年人快。一方面原因是身体机能的影响，即年轻人的身体机能与恢复能力基本比老年人更佳。还有一方面原因是，当神经在恢复时，我们需要让恢复的神经重新去学习与适应新的动作模式[①]。这个时候，个体的学习能力就显得格外重要了。年纪偏大的人群有可能需要花费更多的时间去学习适应。

（四）神经结构被破坏的程度与位置

神经结构被破坏的程度与位置直接影响神经修复能力。神经结构被破坏得越严重，神经损伤产生的反应与修复后的结疤就越严重，对神经再生产生的影响越大。而不同的神经，修复后的再生潜能也是不一样的。手部的桡神经的再生潜能会比腿部的腓神经更好。[11]

怎么判断椎间盘突出会不会造成永久性神经损伤?

我们需要先了解一下什么叫作永久性神经损伤。永久性神经损伤通常指神经功能完全丧失，无法恢复的情况，例如瘫痪。看上去，永久性神经损伤似乎很恐怖。其实，大部分的腰椎间盘突出都不会造成永久性神经损伤。而且，如果是因为张力、压迫或缺氧造成的神经发炎，不但不会造成永久性的损伤，当造成发炎的因子去除后就会出现恢复的情况。[12]例如，椎间盘

① 当神经激惹或神经损伤时，我们为了保护神经，会不自觉地限制自身动作。当神经恢复时，我们需要逐渐恢复正常的动作范围。此时，我们就需要让恢复的神经去学习与适应新的动作模式，避免在新的动作模式中神经刺激过大而加重症状。

突出压迫引起的神经根炎症，当把造成炎症的因子去除后，症状缓解会比较快。

但是，少数导致马尾神经压迫症状的腰椎间盘突出，会有可能出现永久性神经损伤。当出现下列情况时，建议尽早寻求医疗帮助：

- 剧烈疼痛，并且疼痛无法缓解；
- 疼痛持续 6 周，保守治疗（包括运动康复）无效；
- 出现下肢无力，如无法站立的情况；
- 出现大小便失禁的情况。

五、腰突能不能回纳①？

已有大量的研究证实，突出的椎间盘是可以被回纳吸收的。[13-17]2016 年 4 月，国外权威医学期刊 *The New England Journal of Medicine* 刊登过一篇案例，在不进行手术的情况下，腰椎间盘突出能够回纳。[17]一位 29 岁的女性，右侧腿部疼痛与感觉异常，MRI 图像（如图 1-15 的图 A）显示严重的椎管狭窄和神经根受压，接受非手术治疗 5 个月后的 MRI 图像（如图 1-15 的图 B）显示突出的椎间盘已回纳。[17]

2017 年，在一项荟萃分析研究中，研究人员选取从 1990 年到 2015 年的 11 项研究数据进行分析后，发现 66.66% 的腰椎间盘突出能够通过非手术治疗回纳吸收。[16]该研究中的非手术

---

① 腰椎间盘突出回纳，主要指腰椎间盘突出物髓核被吸收，在影像学检查上（如 MRI）突出程度减少或突出物髓核消失的情况。

治疗方法包括口服消炎止痛药、按摩、物理治疗等。[16] 另外，发现椎间盘能够被回纳吸收也不是近几年的事情，早在二十多年前已通过 MRI 与 CT 影像对比发现了。

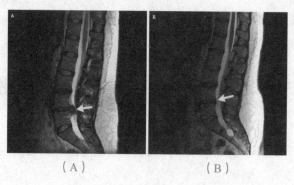

（A）　　　　　　　　　（B）

图 1-15　腰椎间盘回纳图

腰突能回纳吸收通常被认为有以下 4 种原因：

（1）身体的免疫反应。在某些情况下，身体会把突出物识别为异物，从而进行攻击清理。这样会减少突出物的体积。

（2）突出物水分的吸收。椎间盘的突出物髓核是一种弹性胶冻物质，其中含水量在 90%。即使到了老年，含水量也有 70%。随着时间的推移，这些水分会被身体吸收，使得体积逐渐减少。

（3）椎间盘的自我修复。在椎间盘突出中，破裂的纤维环处具有自我愈合机制。

（4）椎间盘的力学变化。一个经典说法认为，一些简单的伸展运动能够促使突出物向内移动，减少对神经的刺激。

但是椎间盘的回纳吸收并不是我们进行康复的首要标准和目标。我们最重要的目标：应该是减轻腰突症状，重新回到正常的工作生活状态。**这是因为椎间盘的突出程度，未必与症状的严重程度呈正相关。**有研究表明，突出物体的缩小速度比症状改善的速度要慢。[18]也就是说会出现这样的一种情况：腰突症状可能已经完全消除，但是影像检查显示突出依旧存在。那么我们可以通过什么样的保守治疗方法，促进腰突症状的缓解呢？我会在第一章基础知识篇的第四节中逐一介绍。

第三节　X片/CT/MRI：科学解读检查报告

为了更清晰地观察腰椎间盘，或分析腰椎间盘突出的情况，就医时突友一般需要进行 X 片、CT 或 MRI 检查。但中国的门诊医生往往是非常忙碌的，尤其是三甲医院的门诊医生，他们可能在一个早上需要看诊几十号甚至上百号病人。如此，他们分配给每个病人的时间可能只有十几分钟甚至只有几分钟，可能根本就没有时间为每一位突友详细解读每一份的检查报告。所以，很多突友往往在看完医生之后，依然看不懂报告上的一些专有名词的意思。下面，为大家介绍 X 片、CT、MRI 检查的区别和解读检查报告的方法。

一、X 片/CT/MRI 的区别

X 片、CT 与 MRI，三者最大的不同在于成像原理，即形成图像的原理。不同的成像原理决定了三者的特点，分别适合检查疾病的种类。

X 片与 CT 主要是通过 X 线摄影成像。人体各个组织之间存在着厚度与密度的差异，比如骨骼和脂肪的厚度与密度差别十分巨大。由于这种差异性，X线穿透人体时被人体各个组织吸收的程度会不一样，最终导致片子上产生明暗不一或黑白不一的图像。比如骨骼的密度高，吸收X线多，容易形成白色图像。而脂肪、肌肉、韧带等软组织的密度偏低，吸收X线少，通常形成黑色图像或介于黑白两色的图像。所以X片与CT在检查骨骼等密度高的组织疾病上会有很好的效果，检查速度快，但是在软组织上的检查会比较弱，并存在辐射风险。

X片与CT进行比较，X片的成像是直接让X线穿透人体，最终的影像相当于我们自己拍摄的普通照片。而CT则是让X线束围绕人体的某一部位进行连续的断面扫描，就像是把人体横向切分成统一厚度的片，然后透过X线留下影像。这种影像通过计算机的处理能够做出三维立体的影像。**换言之，CT可以说是高级版的X片，但价格更贵，辐射更大。**

X片和CT与MRI进行比较，**MRI在软组织上的检查更有优势并且无辐射，但检查速度慢（检查一个部位至少需要20分钟）**。这是由于MRI的成像依靠磁场，让人体中的质子产生磁共振现象，逐步形成图像。

接下来，以MRI为例告诉大家简单的看片以及快速看懂检查报告内容的方法。

检查报告的内容基本分为两个部分：一是检查所见，即从图像上看到了什么；二是诊断意见，即根据图像所见综合判断提出意见。下面把检查所见的常用医学专有名词——解释给大家。

二、腰椎序列与曲度异常能恢复吗？

通常情况下，报告的第一句话会描述腰椎的生理曲度和腰椎序列。

生理曲度是指腰椎椎体排列后的曲度形状，有无变直或过大。没有问题的曲度，通常描述为腰椎生理曲度存在。

（一）腰椎曲度变直

腰椎的生理曲度变直或过大对椎间盘都不是一件好事情。

先来说说腰椎曲度变直。

腰椎的正常生理曲度是前凸成反"C"字形。腰椎的生理曲度变直是指前凸消失，腰椎形状趋于一条直线。

腰椎前凸并不是天生的，而是通过生长发展形成的。人在刚出生时，整个脊柱是呈"C"字形的，具有明显的驼背，并不是前凸后翘的"S"形，如图 1-16 所示。人在第一次抬头时，才会开始形成颈椎的前凸；在直立行走时，才会开始形成腰椎的前凸，如图 1-17 所示。这就是说腰椎的前凸与直立活动有密切联系。

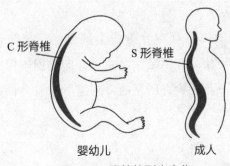

图 1-16　脊柱的形态变化

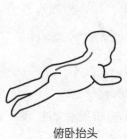
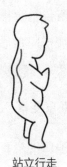

俯卧抬头　　　　　站立行走

图 1-17　颈椎和腰椎前凸的形成过程

　　如果腰椎曲度变直，可能会增加以下风险：

　　（1）在直立行走时，弯曲的腰椎排列形式能够像弹簧一样，变成减震器帮助分散运动过程中的震动。如果腰椎曲度变直，腰椎将会直接受到运动的震动与冲击，更容易造成磨损。

　　（2）腰椎前凸的排列有利于把身体的重力分散到各个部位，维持身体平衡与稳定。如果腰椎曲度变直，腰椎将无法借助前凸排列的特征分散身体的重力。这可能会导致人体在直立活动时身体失去平衡而摔倒。

　　（3）腰椎前凸对腰椎间盘也是有好处的。在前凸的腰椎内，椎间盘不需要完完全全把腰椎上方的重量承受住，而是可以分散只承受一部分。如此，椎间盘承受的压力小，损伤的风险也会相对减少。如果腰椎生理曲度变直，将会直接增加腰椎间盘的压力，破坏腰椎的稳定性，并增加腰椎间盘的磨损，从而会加重腰突症状。

（二）腰椎曲度过大的危害

　　腰椎曲度过大，是指腰椎过度前凸。

如上文所说，腰椎前凸可以减轻腰椎间盘的压力，但过度前凸却会增加椎间盘后侧的压力，导致椎间盘受力不平衡，对椎间盘造成损伤。这可能会加重腰突症状。

（三）腰椎曲度变直 / 过大，能纠正吗？

虽然生理曲度变直或过大都有可能会加重腰突症状，但未必是主要原因。有些生理曲度变直或过大的人，可能一点儿症状都没有。如果你的腰椎并未发生结构性的变化，并未被固定住，腰椎曲度变直或过大通常是可逆的。我们可以通过专门的运动康复调整肌肉间的不平衡，逐步恢复正常的腰椎生理曲度。所以，大家不需要过于担心。具体的运动方案，可详见第二章运动康复篇。

（四）腰椎滑脱很严重吗？

腰椎序列主要是看腰椎椎体排列是否对齐，有无椎体前后移动。如有椎体排列异常，报告上通常会有"腰椎滑脱"字样。

如图 1-18 所示，左侧是正常的腰椎排列，右侧具有腰椎滑脱。

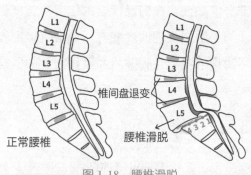

图 1-18　腰椎滑脱

腰椎滑脱是指相邻两个椎体发生向前或向后的相对位移。

腰椎的稳定性差是腰椎滑脱的主要原因之一。此外，先天的椎弓根发育不良或者是椎弓根裂、退变也是引起腰椎滑脱的常见原因。

腰椎滑脱会很严重吗？

这不一定。

如果腰椎滑脱没有刺激神经，附近的韧带、骨骼无炎症，身体可能不会出现任何症状。但如果移位的椎体刺激腰椎神经，或引起附近韧带、骨骼出现炎症反应，身体可能会出现腰痛和下肢放射性疼痛症状。在腰椎滑脱后，更容易出现腰椎间盘向后突出、椎管狭窄的情况。

腰椎滑脱只能通过手术治疗吗？

这取决于腰椎滑脱的程度与症状的严重程度。

按照腰椎滑脱的程度，可以把它分成 4 个级别。首先我们把下方椎体平均划分为 4 块。其中，Ⅰ度滑脱为椎体有滑动，但不超过下方椎体的 25%；Ⅱ度滑脱为有 26% ～ 50% 的滑动；Ⅲ度滑脱为有 51% ～ 75% 的滑动；Ⅳ度滑脱为有超过 75% 的滑动。如图 1-19 所示。

对于Ⅰ度与Ⅱ度腰椎滑脱，如果没有产生严重的神经压迫，通常可以通过保守治疗运动康复的方式缓解疼痛。对于Ⅲ度与Ⅳ度腰椎滑脱，如果伴有严重的神经受压症状（如剧烈疼痛、大小便失禁），或者通过 3 ～ 6 个月的保守治疗但效果不佳，可能需要考虑手术的方法。相反，如果只有轻微的症状，且症状没有持续加重，通常会建议先尝试保守治疗。

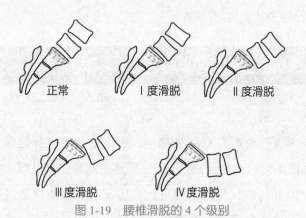

图 1-19　腰椎滑脱的 4 个级别

　　如果你选择的是保守治疗，你可能会在初期由于活动量增加导致症状加重，被医生建议以休息为主，但这并不意味必须长期卧床不动。适度低强度的运动会促进脊柱血液循环，加速自己的康复。针对性的运动康复不但增加肌肉柔韧性与关节活动，改善腰部活动受限的情况，还可以强化腰腹部深层肌肉，提高腰椎的稳定性，缓解腰椎滑脱的症状。具体的运动方法见第二章运动康复篇。

三、如何了解椎间盘突出的情况？

　　一般情况下，腰椎间盘突出的检查报告中，在言简意赅地描述了腰椎序列和曲度状态之后，接下来的报告内容往往是描述椎间盘突出的情况，如哪几节椎间盘突出、椎间盘突出的方向与大小。

（一）怎么找哪几节椎间盘突出？

正常腰椎由 5 节椎体组成。椎体在 MRI 的图像内是类似正方形的。首先，我们可以由下至上数出 5 个正方形，并且对它们进行标记，L1 ～ L5（如图 1-20 所示）。在 L5 下方的楔形物就是尾椎，第一节尾椎通常标为 S1（如图 1-20 所示），而椎间盘则位于椎体与椎体之间，在 MRI 图像上是介于黑与白之间的颜色类似椭圆形，即如图 1-20 标 D 的位置。

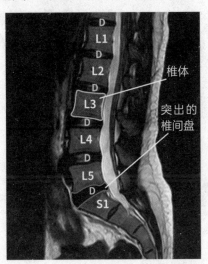

图 1-20　腰椎的 MRI 图像

如果检查报告上写的是"L5/S1 椎间盘突出"，那么你可以在图像上编号 L5 与编号 S1 的图形之间，找到突出的椎间盘。接下来，细看该处椎间盘的形态，你会发现椭圆形后侧向后突出逼近白色区域。白色区域主要是神经。同理，如果写的是"L4/5 椎间盘突出"，那么你可以看编号 L4 与 L5 之间的椭圆形是否逼近白色区域。

(二)椎间盘突出严不严重?

椎间盘突出是否严重,最主要的还是看表现出来的症状。不过,也可以通过 MRI 的横切面图像进行一个初步判断。不同的突出方向,不同的神经受压程度,表现出来的症状会不一样。

按照突出的方向,腰椎间盘突出可分为四种。在说明椎间盘突出方向前,我们先来了解 MRI 的横切面图像怎么看,这有助于理解椎间盘突出方向带来的不同影响。图 1-21 为椎间盘横切面图像。其中,最大的圆圈为椎间盘,椎间盘后侧的圆圈为椎管。神经分布于椎间盘的两侧以及椎管内,例如椎管内的小圆圈为神经。

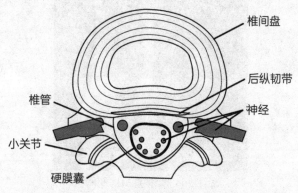

图 1-21　椎间盘横切面动画版图像

图 1-22 为椎间盘横切面在 MRI 上的图像。最黑的圆圈是椎间盘,椎间盘后侧的白色区域是椎管。椎间盘后两侧白色的区域是神经根穿过的区域。

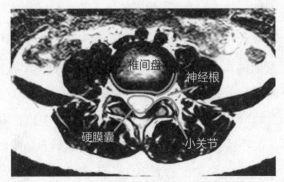

图 1-22　椎间盘横切面的 MRI 图像

　　当椎间盘向后突出，它突出的方向不同，引起的症状也不一样。图 1-23 为椎间盘突出的 4 个方向：中央型、旁中央型、外侧型与极外侧型。

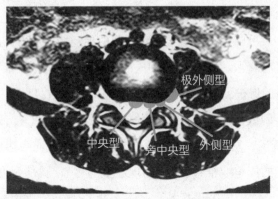

图 1-23　腰椎间盘突出的方向

1）中央型

　　椎间盘中央型突出，指椎间盘向正后方中央突出。

　　在椎间盘的后方是椎管，椎管内分布着很多神经。中央型的椎间盘突出的疼痛范围通常会比较广，很有可能出现两侧腿部的疼痛。同时由于向正后方突出，椎间盘会有可能占据对应椎管的位置，出现椎管狭窄。

不过椎管内会有硬膜囊等组织保护神经，可缓冲椎间盘突出对神经造成的压力。一般而言，中央型的椎间盘突出疼痛程度会比外侧型突出的轻。

然而，椎管内有马尾神经。严重的中央型突出，有可能导致马尾神经的压迫。但是由于椎间盘后侧具有后纵韧带的保护，椎间盘向后侧正中央突出的概率比较低。同理，导致马尾神经压迫的可能性也就更低了。

2）旁中央型

由于椎间盘的正后方具有后纵韧带的保护，其突出方向会更倾向于中央偏侧后方的位置。我们把这种突出方向称为旁中央型突出。

旁中央型的突出，通常会对一侧的神经造成压力，出现单侧腿部的疼痛麻木。但即使是旁中央的位置，也是存在椎管的。椎管是神经的保护层。轻微的旁中央型突出如图1-24的图A所示，可能不会刺激神经，产生症状。但巨大的旁中央型突出如图1-24的图B所示，对椎管内的神经造成挤压，有可能会造成椎管内马尾神经的压迫或椎管狭窄，出现严重的疼痛、腿部无力与麻木。

轻微的旁中央型突出　　　　巨大的旁中央型突出

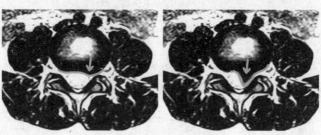

图 1-24　旁中央型突出

3）外侧型

椎间盘向后外侧突出，通常不会对椎管造成压迫，只是压迫单侧的神经根，表现出单侧的症状。

但由于椎间盘后外侧是椎间孔的位置，椎间孔内有血管与神经通过。外侧型的突出除了会挤压神经，还有可能造成椎间孔的狭窄，影响到椎间孔附近的血液循环。椎间盘是依靠血管的扩散作用获取营养物质与代谢废物的，所以血液循环受影响，会减慢椎间盘的恢复。

4）极外侧型

这是一种非常少见的突出。顾名思义，这种椎间盘突出的方向比外侧型还要更加外侧。因而，通常也是压迫单侧的神经根，表现单侧的症状。当腰部往椎间盘突出的一侧侧弯时，容易出现或加重症状。

总的来说，症状的严重程度与神经的受压程度有很大的关系。虽然中央型和旁中央型的突出可能有压迫马尾神经的风险，但如果没有马尾神经综合征的症状，是无须过于担忧的。这时，应及时采取运动康复的方法减轻腰椎间盘的压力，预防突出物进一步刺激椎管内神经。具体的运动康复方法可见本书第二章运动康复篇。

（三）脱出 / 游离型椎间盘突出，只能手术吗？

按照突出的程度，腰椎间盘突出可以分成 4 种，如图 1-25 所示。

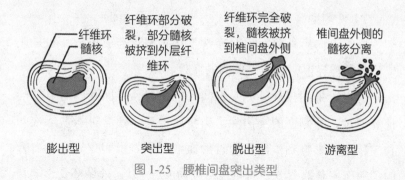

纤维环
髓核

纤维环部分破裂，部分髓核被挤到外层纤维环

纤维环完全破裂，髓核被挤到椎间盘外侧

椎间盘外侧的髓核分离

膨出型　　　突出型　　　脱出型　　　游离型

图 1-25　腰椎间盘突出类型

1）膨出型和突出型

髓核是富有弹性的胶状物质，可塑性强。膨出型指在外力的压迫和刺激下，虽然纤维环没有破裂损坏，但是髓核却因压力向外膨胀。突出型则是指纤维环部分破裂，髓核被挤压到外层的纤维环里。

这两类的椎间盘突出，只要不对神经造成压迫，可以毫无症状，即无腰痛或腿痛。但如果向后侧或外侧突出时，对椎管、神经造成压迫，极有可能出现症状。

2）脱出型和游离型

脱出型指纤维环完全破裂，髓核被挤压到椎间盘的外侧，但仍然与椎间盘相连。游离型则指髓核被挤压到椎间盘外侧后，与椎间盘分离进入椎管内。

椎管内具有马尾神经。当检查报告上注明椎间盘为脱出或游离时，很多人会非常担心脱出或游离的突出物是不是已经压迫马尾神经，或者未来会压迫马尾神经，以至于造成严重的症状，如大小便失禁、腿软无法站立等。然后，就陷入了是不是只能动手术的焦虑之中。

事实上，只要没有出现马尾神经的压迫症状，我们仍然可以选择尝试保守治疗。而且，脱出型与游离型椎间盘突出物质被吸收的概率要高于膨出型与突出型的椎间盘。[14]

以游离型椎间盘为例，十几年前的一份研究发现，游离型的椎间盘突出症患者能够通过非手术治疗康复。[15]该研究中的11例的游离型椎间盘突出经过平均6.9个月的非手术治疗后，均有不同程度的好转，包括疼痛减少、生活影响减少等。[15]在MRI图像对比中，游离的椎间盘髓核物质变小或消失。[15]这是因为游离在椎管内的髓核碎片能够被身体分解进行再吸收。近年的研究也充分证实了这一点，游离在椎管的髓核物质能够在不接受手术治疗的前提下被吸收。[13]

另外，对于游离型椎间盘来说，因为髓核的碎片在椎管内游离漂浮，手术的难度会比普通的椎间盘突出更大，对外科医生更具挑战性。

总的来说，如果你的报告上出现严重的椎间盘突出，但自身并未存在马尾神经压迫症状，也无迫切进行手术的需求，仍然可以选择保守治疗。

（四）腰椎间盘钙化很严重吗？

一小部分的腰突朋友看到"椎间盘钙化"出现在报告上，可能会想"腰椎间盘变成骨头那么硬的东西，岂不是会特别刺激或压迫神经"，以至于变得很着急。

事实上，腰椎间盘钙化，是指构成椎间盘的髓核或纤维环中积聚了磷酸钙双水化合物或羟基磷灰石晶体。[19]我们可以把椎间盘钙化简单理解为：原本不应该积聚"磷酸钙双水化合物或羟基磷灰石晶体"等钙质的组织，出现了钙质。虽然钙化会让我们的椎间盘变硬，但是大部分的腰椎间盘钙化可以没有症状。依靠保守治疗，腰椎间盘钙化通常可以被自然吸收。[20] 当然，如果你的钙化引起紧急的马尾神经症状，可能需要考虑手术的方法缓解。

（五）许莫氏结节是什么？

如图 1-26 所示，许莫氏结节是随着年龄的增长，椎间盘上方的终板退化形成的一种结果。我们可以简单理解为，与常见的椎间盘向后突出不一样，许莫氏结节是椎间盘内的髓核向上或者向下突出导致的椎体骨骼破坏。它相当常见，特别是伴有轻微的脊柱退行性变[①]时。

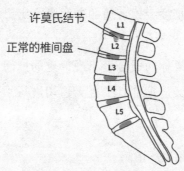

图 1-26　许莫氏结节

许莫氏结节通常不会引起症状，可能只是反映了随着时间的推移脊柱的"磨损"。对于许莫氏结节，运动康复的重点是强化靠近脊柱的深层肌肉与放松紧张的腰部肌肉，减轻腰椎压力避免许莫氏结节进一步加重。另外，运动还可以增强身体素质，

---

① 脊柱退行性变，通常是指由于年龄增长带来的磨损，让脊柱的正常结构产生的变化（如产生骨刺、椎间盘磨损），与对脊柱功能产生的影响。

减缓因年龄增加而腰椎退化的速度。

四、如何了解椎间盘邻近组织的情况

检查报告的最后几句话，通常是描述椎间盘邻近组织的情况，尤其是神经的状态。毕竟，没有神经压迫的腰椎间盘突出，是可以完全没有症状的。

（一）腰椎神经是否受压？

我们一般可以通过腰椎的横切面观察神经是否受压。

如图 1-27 所示，椎间盘邻近的神经主要分布于椎间盘的两侧、椎管和硬膜囊内。

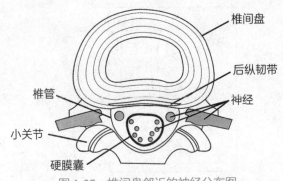

图 1-27 椎间盘邻近的神经分布图

当报告上有说明"硬膜囊受压或椎管狭窄"，意味着你的神经很有可能被压迫了，身体出现腿麻、腿痛症状的概率较高。

（二）硬膜囊受压该怎么办？

硬膜囊内有马尾神经，但是硬膜囊受压不等于马尾神经受压。报告上出现"硬膜囊受压"的后半句则描述马尾神经有无受压。

如果报告上没有明确写到"马尾神经受压"，同时自己没有大小便失禁、下肢无力与会阴麻木等马尾神经压迫的症状，那么不需要担心关于"马尾神经压迫"的问题。

没有马尾神经受压情况，可以优先考虑通过保守治疗（如运动康复）缓解神经根压迫，并缓解疼痛症状。具体的运动康复方案，可详见第二章运动康复篇。

（三）腰椎管狭窄，有多严重？

椎管狭窄是指由于先天发育或后天退变的各种因素造成的椎管、神经根管、椎间孔等任何形式的狭窄。

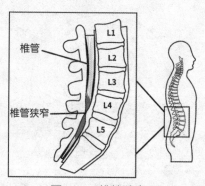

图 1-28　椎管狭窄

因为腰椎管内有马尾神经和腰椎神经。所以，椎管狭窄可能会引起神经压迫。

如同硬膜囊受压一样，报告上"腰椎管狭窄"的后半句则会描述有无压迫神经。

如果报告上没有明确写"马尾神经受压"，同时自己没有大小便失禁、下肢无力与会阴麻木等马尾神经压迫的症状，那就无须担心关于"马尾神经压迫"的问题。

有研究表明,腰椎管狭窄的手术和非手术治疗（如物理治疗）有相同疗效,但手术治疗的并发症发生率更高。[21] 所以,如果有马尾神经压迫情况,建议优先考虑运动康复。具体的运动康复方案见第二章运动康复篇。

（四）腰部的肌肉状态还好吗?

由于 MRI 的成像原理，MRI 可以清晰地展示椎间盘附近的深层肌肉状态。如图 1-29 所示,左侧为椎间盘周围肌肉的分布图,右侧为 MRI 图像。其中,肌肉在 MRI 内显示的颜色是黑色的,黑色块内出现的白色线条为脂肪。

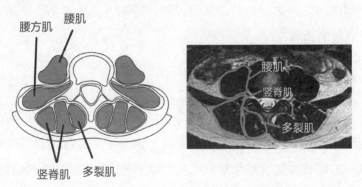

图 1-29　椎间盘周围肌肉分布和 MRI 图像

肌肉内的白色部分越多,意味着肌肉内的脂肪含量越多,"瘦肉"变"肥肉"了（如图 1-30 所示）。我们把这种变化称为"脂肪浸润"或者"肌肉脂肪化"。随着脂肪的增多,肌肉的力量与耐力会有所下降,使得椎间盘承受的压力增加。有研究发现,慢性腰部疼痛的患者出现脂肪浸润的可能性会更高。[22] 如果你的腰椎深层肌肉多裂肌出现脂肪浸润，你的弯腰幅度可能会减少。[22]

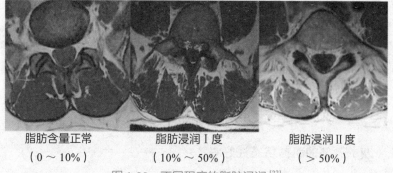

脂肪含量正常	脂肪浸润Ⅰ度	脂肪浸润Ⅱ度
（0～10%）	（10%～50%）	（＞50%）

图 1-30　不同程度的脂肪浸润 [22]

幸运的是，这种变化是可逆的。通过科学的运动，我们可以减少脂肪，把肌肉锻炼回来。这也是我们需要进行运动康复缓解症状的原因之一。而且，对于弯腰受限的腰突朋友，需要注意深层肌肉多裂肌的激活与强化，运动方式详见第二章运动康复篇的内容。

（五）腰椎关节出现问题影响大吗？

最后，报告会对腰椎间盘附近的关节进行描述，如关节的间隙椎间孔、腰椎间小关节的骨质。这是因为腰椎的神经与血管从椎间孔通过，如果椎间孔变窄或者椎间小关节骨折或增生变大，会容易卡压刺激神经，导致症状的出现。但这类问题通常可以通过保守治疗的方式使症状得以缓解。

以腰椎小关节退行性变为例，由于很多人在小关节里面没有明显的疼痛感受器，使得大脑没有记录到小关节的退行性变信息，最终会出现这样一个结果——大多数人不会感受到腰痛。不过腰椎小关节退行性变，有可能会带来腰椎不稳、骨质增生挤压腰椎神经根、关节磨损出现炎症等情况。这些情况会让大脑收到病变信息发出疼痛的信号，让我们感觉到疼痛。本书会在第二章运动康复篇说明应对腰椎小关节退行性变的方法，避免腰椎小关节退行性变带来的不良情况。

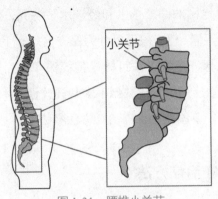

图 1-31　腰椎小关节

　　以上内容是常见的报告名词解读。你会发现，上面的内容用到很多不确定的描写，例如"有可能会出现症状"或者"较容易出现症状"。这是因为不管是对普通人还是医生来说，片子从来都不是判断疾病严重程度的唯一标准。就算是同样的突出位置、突出大小，它们带来的症状也未必一样。笔者本人也见过不少轻度膨出，但是症状十分明显的患者。影像学检查的最大意义是扩大检查范围，让医务人员能够更加准确地判断症状产生的原因。如果检查报告显示你的腰椎间盘突出甚至椎间盘脱出，但是无马尾神经受压，不需要过分担心。大部分的腰椎间盘突出症都是可以恢复的。

第四节　各种各样的治疗方法

　　由于不同地区的医疗水平和经济水平各异，腰椎间盘突出的治疗方法也不同，但一般可以分为保守治疗和手术治疗两种。若细分下来，保守治疗方法可分成传统保守治疗方法和物理治疗方法；手术治疗可以分成微创手术和开放性手术两种。下面，我们来具体看一下腰突的保守治疗方法有哪些。

一、常见保守治疗方法

　　保守治疗，是指区别于有创伤操作（如手术）的治疗方法。在我国，常见的保守疗法有以下几种。

（一）腰椎牵引

　　牵引是一种减压疗法。对腰椎进行牵引，主要是通过牵引力拉伸腰背部的肌肉和脊柱，增加脊柱节段之间的间隙，并缓解椎间小孔内硬膜、血管、腰椎神经的压力。同时牵引可以增加腰椎间盘的负压，帮助椎间盘形成回缩的趋势，有可能减少突出物髓核的突出程度。

　　但是腰椎牵引往往容易带来症状的反弹。一般情况下，在刚开始牵引时症状能得到较好的缓解，过后症状往往会加重。这可能是因为：

　　一旦牵引力消失，患者恢复成直立负重的姿势，之前牵引带来的机械变化（如增加脊柱节段间隙与腰椎间盘的负压）不太可能一直保持下去，通过牵引缓解下来的症状容易再次出现。

通常，在牵引机的作用下，腰背肌肉会被牵引力拉开。但如果突友的腰部肌肉力量差，这个操作可能会进一步破坏他们的腰椎稳定性，导致腰突症状加重。

但目前有一些新颖的牵引机可以避免拉扯腰背肌肉，即可达到拉开椎间盘的作用。由此，可能会减少因肌肉被拉开而带来的症状反弹。

牵引，虽然在国内是十分常见的腰突治疗方法，但是牵引的有效性因人而异。有研究已证实，在治疗腰痛或腰痛伴随坐骨神经痛时，腰部牵引可能并无太大的作用。[23] 所以，如果牵引时出现剧烈疼痛，或者牵引之后发现无法缓解自己的腰突症状，那么就没有牵引的必要了。

（二）针灸拔罐

针灸拔罐是国内常见的腰突干预措施之一，以中医经络学理论为依据，在中国已有上千年的历史。不过，关于针灸治疗腰突的有效性，目前仍没有高质量的研究证据可证明。[24] 同时，目前暂没有研究可以证明针灸拔罐优于其他腰突治疗方法。但是不可否认，针灸拔罐具有一定的止痛作用。[25, 26] 如果你可以通过针灸拔罐缓解疼痛，不妨继续这种治疗方法。

（三）药物治疗

目前，并没有明确的研究可以证明药物可以治好腰椎间盘突出，直接让腰突回纳吸收。[24] 只有少数的研究指出葡萄糖胺的药物可能对腰椎间盘的恢复有效果，但这个研究仍需要进一步论证。[27]目前临床上使用的腰突药物一般是止痛消炎药和神经营养药物。两者的作用主要是消炎镇痛，都没有直接让腰突回纳的效果。以下为常见的腰突药物及其有效性。

止痛药。虽然可以在一定程度上缓解腰突疼痛症状，但是它并不能使腰突回纳，治好腰突。而且，长期使用止痛药的副作用大，可能会让突友产生依赖性。所以，止痛药务必在医生的监督下服用。

硬膜外注射皮质类固醇。皮质类固醇是治疗腰痛、腰突的常见消炎药物。虽然硬膜外注射皮质类固醇可以有效地缓解2周内的腰突症状，但可能对2周后的腰突症状无效。而且，硬膜外注射皮质类固醇也可能无法长时间有效地改善腰突症患者的身体活动功能。

细胞因子抑制剂。细胞因子抑制剂似乎不能改善腰椎间盘突出引起的坐骨神经痛症状。而且，其副作用较大。已有临床证据表明细胞因子抑制剂之一的那他珠单抗可能会引起明显的肝损伤。

肌肉松弛剂。通常肌肉松弛剂是全麻的辅助用药，一般用于手术前松弛肌肉以满足手术的需求。它可以松弛骨骼肌，但是并没有止痛、镇静的作用，而且容易出现血压下降、心律紊乱、心跳过缓等副作用。

（四）推拿按摩

这里的推拿按摩，并不是指中医传统以经络学说为依据的推拿，而是指一种放松肌肉的按摩方法。有研究分别对中医针灸与治疗性按摩进行对照试验，结果发现按摩能够有效缓解持续性的腰痛，其效果优于针灸。[28] 该研究中的治疗性按摩主要是指应用在肌肉与筋膜的软组织放松手法。

（五）卧床休息

卧床休息不是治疗急性腰痛的有效方法，反而可能会延长康复时间。你或许会觉得一周左右的卧床休息会缓解腰突症状，但就长远而看，卧床休息的效果并没有比保持身体运动的效果更好。有研究表明，对于急性的腰痛患者，在可承受范围内进行运动会比卧床休息恢复得更好。[29] 也有研究表明，在缓解坐骨神经痛方面，卧床休息并没有比保持日常工作生活的效果更好。[30] 也就是说，无论你是处于急性腰痛的阶段，还是坐骨神经痛，卧床休息未必是一种很好的缓解疼痛的方法，反而应该适当合理地进行运动。

二、物理治疗方法

根据英国注册物理治疗师协会的定义，物理治疗，通常是指通过运动康复训练、手法治疗、健康教育与指导，帮助因受伤、疾病、残疾造成活动功能障碍的人最大限度地恢复身体功能，提高其独立生活与工作的能力。无论处于哪一个年龄段，你都可以从物理治疗中受益。

（一）运动康复训练

运动康复训练是指有系统、有计划的身体动作、姿势或身体活动表现。其目的是帮助患者修复或者预防损伤，改善、恢复或增进身体功能，预防或降低健康相关的危险因子，优化整体健康状态、体能。运动康复训练不同于日常的体育运动，更详细内容会在第二章运动康复篇进行介绍。

（二）手法治疗

手法治疗是指物理治疗师徒手在患者身上针对关节、肌肉与神经进行的技术性操作，达到治疗肌肉骨骼疼痛和功能障碍的目的。这是一种被动的治疗方法。常见的腰突手法治疗有脊柱松动术、神经张力手法等。

那么手法治疗与传统推拿是一样的吗？

虽然两者都需要治疗师徒手在患者的身体上进行，从姿势上看也差不多，但是手法治疗与传统推拿手法是不一样的。

手法治疗以人体的解剖学为依据，比如在治疗腰突时经常使用的脊柱关节松动术，是指在脊柱关节进行牵拉或滑动，以达到增加关节活动度与缓解疼痛的目的。而传统的推拿手法以中医经络为依据，在脊柱周围穴位进行点按揉，达到疏通经络、松解肌肉的效果。

（三）健康教育与指导

健康教育主要是指通过学习腰椎解剖、疼痛机制与正确姿势等内容，掌握正确科学的护腰知识，避免在日常生活工作中由于姿势不当等原因导致腰突症状反复出现。有研究表明，运动康复结合健康教育的方式可有效降低腰痛的复发率。[2] 更详细的健康教育内容会在第三章生活行为篇进行介绍。

简单来说，物理治疗以循证医学为基础，将患者视为"完整的个体"，通过非侵入性的治疗手段以及对患者生活习惯的指导建议，致力于提升患者的健康水平与福祉。

由此，大家可以发现物理治疗的核心是患者自己参与治疗。患者通过学习、意识的转变、积极配合物理治疗师，参与到自己治疗的过程中。如果自己不能配合，那么治疗的效果将会大打折扣。

第五节　手术：该出手时就出手

虽然腰突手术费用昂贵，且伴随着一系列的手术风险，但是该手术的时候还是得谨遵医嘱动手术，以避免神经出现永久性损伤，导致下肢瘫痪等严重后果。但是，这并不意味着腰突手术可以作为腰突的常规疗法。一项发表在国际著名权威期刊《柳叶刀》的腰痛荟萃分析研究建议谨慎使用外科手术。[31] 那么何时该手术？何时该保守治疗呢？

一、何时该手术？

手术有风险，动刀需谨慎。在大多数人眼里，能不动手术，肯定是保守治疗更好。那该如何判断何时一定要手术？难道不是突出物越大，手术的必要性越大？这不一定。

因为突出物的大小与突友的临床症状不一定成正相关。有的突友突出物较大，但症状较轻微；有的突友突出物非常小，但症状却更加明显。也就是说，评估突友的临床症状是判断手术与否的重要方法之一。包括突友的疼痛度、对活动能力的影响程度、症状的持续时间等临床症状。

一般情况下，如果出现以下情况，应考虑手术：

（1）出现马尾神经受压时，需尽快进行手术。马尾神经受压症状主要表现为剧烈的腰、臀、腿疼痛，生殖器区域发麻，大小便功能失调，下肢无力、失去知觉等。

（2）腰突症状持续6周，对日常生活造成严重影响，例如无法独自进行绝大部分的日常活动（站、坐、走），并且保守治疗无效。

（3）特殊的职业，如职业球员，需尽快回归正常工作。

如果没有出现以上任何一种情况，应该优先考虑至少6周的保守治疗。

二、传统 VS 微创，哪种风险更小？

腰突手术治疗可分为微创手术和传统开放性手术。

微创手术一般包括：微创椎间盘切除术、椎间孔镜微创术、激光椎间盘切除术、三氧髓核消融术、等离子体消融术、射频热凝靶点消融术、胶原酶溶解术、激光针刀、液体刀、超声乳化新技术等。

而传统手术一般有标准椎间盘切除术、自动经皮椎间盘切除术、经皮椎间盘减压术等。

虽然通过标准的椎间盘切除术和微创椎间盘切除术治疗腰椎间盘突出的疗效相似，但是微创手术和传统手术各有其优势和局限性。

（一）微创和传统手术的优势

微创手术的主要特点是创伤小、疼痛轻、恢复快，在微小创口下，消除掉部分压迫神经的髓核等组织，例如椎间孔镜技术。

传统手术的优势主要是手术能够消除掉大部分压迫神经的组织结构，手术成功后，不易复发，例如单纯椎间盘摘除术。

（二）微创和传统手术的风险

微创手术会残留部分髓核组织，而残存的髓核组织是腰突复发的病理基础，所以微创手术会比一般的开放性手术的复发率要高。一旦复发，二次手术的难度将会大大增加。

传统腰突手术因其创伤大，需切除组织结构多，易破坏腰椎稳定性，术后护理、康复要求更严格，所以开放性手术比微创手术的风险大。

（三）术后进行运动康复的重要性

术业有专攻。虽然腰突手术可以消除压迫神经的突出物，但是却不太可能帮助你直接恢复肌肉力量和关节的活动功能。而在术后进行运动康复对于重建腰椎关节运动、关节附近的肌肉力量以及关节功能至关重要。

术后康复的好处有以下几点：

- 缓解腰部疼痛和肿胀。
- 促进血液循环，帮助预防术后长期卧床不动引起的血栓问题。

- 增强腰部的肌肉力量，提高腰椎的稳定性。
- 提高腰椎关节的灵活性，慢慢提高腰椎关节的活动范围，恢复腰椎关节的正常运动。
- 引导突友在术后慢慢恢复正常的活动。

至于术后运动康复该在何时开始、如何锻炼，这些内容将第二章在运动康复篇中作详细介绍。

三、手术 VS 非手术，哪个更有效？

手术治疗是很多国家和地区用来治疗腰突的主要方法之一，我们也不例外。但包括手术治疗、卧床休息、药物、影像检查、脊柱注射在内的治疗方法，已经被医学实验证明并不能减少与腰痛相关的残疾和改善预后。[31] 下面，我们对比一下手术治疗与非手术治疗的有效性。

（一）手术不能一劳永逸解决腰突

即使进行腰突手术也无法确保 100% 缓解症状，它固然可以快速缓解疼痛，却也会同时破坏人体力学结构。而绝大多数的腰突患者，通过运动康复也能达到缓解疼痛的效果。

其实，很多腰突朋友可能都多多少少地了解过腰突手术，但对于腰突手术的效果和风险多数是从其他突友那里口口相传得知。为了让大家清晰地了解到腰突手术的有效性，我特意找了两份高质量的研究数据来说明。

一份追踪腰突手术治疗效果的 5 年研究发现，对比手术治疗前的症状，70.4% 的患者症状有所改善，16.5% 的患者几乎没有任何变化，13.1% 的患者甚至比手术前更差了。[32] 如表 1-3 所示。

表 1-3　腰突手术治疗前后的症状对比表

对比治疗前的症状改善程度	人数比例
症状有所改善	70.4%
几乎没有变化	16.5%
比治疗前更差	13.1%
是否仍会选择手术	82.1%

一份追踪腰突手术效果长达 10 年的研究发现，在接受腰突手术的 225 名患者中，大约有四分之一的腰突患者会在 10 年内再次进行腰椎手术。[33]

（二）手术效果并非持续显著

研究发现，长期来看，腰突手术的效果会逐渐减小，与非手术治疗效果趋于一致。[34]

下表为 370 名腰椎间盘突出症伴有坐骨神经痛的患者，在接受治疗后不同时期，对腰部、神经疼痛与活动功能的平均评分。如表 1-4 至表 1-6 所示。

表 1-4　腰部疼痛评分表

治疗后经历的时间	手术治疗	非手术治疗	二者差距
6 周	4.4	5.3	－ 1.0
12 周	4.8	5.1	－ 0.3
1 年	4.5	4.7	－ 0.2

腰部疼痛评分：范围 0 ～ 10 分，0 ＝无疼痛，10 ＝剧烈疼痛。

表 1-5　神经疼痛评分表

治疗后经历的时间	手术治疗	非手术治疗	二者差距
6 周	16.5	20.0	－ 3.5
12 周	14.7	18.2	－ 3.5

续表

治疗后经历的时间	手术治疗	非手术治疗	二者差距
1 年	14.0	17.1	− 3.1
2 年	14.1	15.4	− 1.3

神经疼痛评分：针对腿或脚部的疼痛、麻木或刺痛系列问题进行评分，范围 0 ～ 30 分，分数越低，症状越轻。

表 1-6　活动功能评分表

治疗后经历的时间	手术治疗	非手术治疗	二者差距
6 周	17.9	17.3	0.6
12 周	13.7	17.0	− 3.3
1 年	11.5	15.3	− 3.7
2 年	12.5	13.6	− 1.1

活动功能评分：针对疾病对活动功能的影响进行评分，范围 0 ～ 45 分，分数越低，影响越小。

通过这 3 个表格的对比，我们会发现：

1）横向对比

对于腰部疼痛改善程度，手术治疗组与非手术治疗组的患者，在 6 周后差别逐渐减小。

对于神经压迫症状的改善程度，手术治疗组在 1 年内的改善程度会优于非手术治疗组，但在 2 年后几乎与非手术治疗组一致。

这说明，手术治疗可以更快地改善症状，但是长期效果并非优于非手术治疗。

2）纵向对比

手术治疗组的神经压迫症状与活动功能受限情况，在 1 年后的分数会增加。而非手术治疗组的分数在 2 年内是持续下降的。

这意味着，手术治疗未必能够持续改善症状，症状有复发加重的可能性。

（三）腰突微创手术不等于零风险

微创手术是现在比较普遍的手术方法，但是微创不代表零风险。表 1-7 是一份腰椎微创手术风险的统计数据。[35]

表 1-7　腰椎微创手术的风险统计表

风　　险	统　计　结　果
神经损伤	约 1%～3% 的患者会出现直接神经根损伤、新的神经症状或神经症状恶化
手术切口并发症	约 0.5%～2.1% 的患者会在术后出现手术切口感染、血肿等问题
复发性椎间盘	约 3.1%～4.4% 的患者可能会再次出现椎间盘突出、脱出等情况
再次手术概率	约 3.7%～10.2% 的患者可能需要二次手术

不可否认，手术能够快速缓解神经压迫症状。但非手术治疗的效果也不差，就长期来说，手术治疗与非手术治疗的效果几乎是一样的。当考虑到腰突手术的各种术后风险和经济负担，非手术治疗也是腰突患者较好的治疗选择。

当然，我们并不是拒绝手术，但应该谨慎选择是否手术。有关科学家专门调查了全球的腰突常用治疗方法，结果发现很多国家和地区依然采用卧床、手术治疗和药物治疗作为腰突的主要治疗方法。[31] 发表在国际著名权威期刊《柳叶刀》的腰痛荟萃分析结果，提出关于治疗腰痛的建议 [31]：推荐使用物理治疗和心理治疗；重视自我管理，外加一些补充医疗；谨慎使用影像学检测、药物使用和外科手术。

而运动康复属于物理治疗的范畴。同时也说明，倘若没有特殊需要必须进行手术，腰突的常规治疗方法，应该是运动康复。

毕竟，腰突手术不但价格昂贵，而且存在比较大的风险。

参考文献

[1] Xiang, M.A., Zhang, M.F. and Zhang, L.F.J.J.o.N., 2016. Relationship between Self-management Behaviors and Disease Knowledge in Patients with Chronic Low Back Pain.

[2] Steffens, D., Maher, C.G., Pereira, L.S., Stevens, M.L., Oliveira, V.C., Chapple, M., Teixeira-Salmela, L.F. and Hancock, M.J., Prevention of Low Back Pain: A Systematic Review and Meta-analysis.（2168-6114（Electronic））.

[3] Levangie, P.K. and Norkin, C.C., 2011. Joint structure and function: a comprehensive analysis. FA Davis.

[4] Dommisse, G.J.T.O.c.o.N.A., 1975. Morphological aspects of the lumbar spine and lumbosacral region. 6（1）: 163-175.

[5] Todd, N.J.B.j.o.n., 2005. Cauda equina syndrome: the timing of surgery probably does influence outcome. 19（4）: 301-306.

[6] Qureshi, A. and Sell, P.J.E.S.J., 2007. Cauda equina syndrome treated by surgical decompression: the influence of timing on surgical outcome. 16（12）: 2143-2151.

[7] Chau, A.M.T., Xu, L.L., Pelzer, N.R. and Gragnaniello, C.J.W.n., 2014. Timing of surgical intervention in cauda equina syndrome: a systematic critical review. 81（3-4）: 640-650.

[8] Fortin, M., Lazary, A., Varga, P.P., McCall, I. and Battie, M.C., 2016. Paraspinal muscle asymmetry and fat infiltration in patients with symptomatic disc herniation. Eur Spine J, 25（5）: 1452-1459.

[9] Abenhaim, L., Suissa, S. and Rossignol, M., 1988. Risk of recurrence of occupational back pain over three year follow up. British journal of industrial medicine, 45（12）: 829-833.

[10] Kelsey, J.L., Githens, P.B., O'conner, T., Weil, U., Calogero, J.A.,

Holford, T.R., Walter, S., Ostfeld, A. and Southwick, W.J.S., 1984. Acute prolapsed lumbar intervertebral disc. An epidemiologic study with special reference to driving automobiles and cigarette smoking. 9（6）: 608-613.

[11] Roganović, Z.J.V.p., 1998. Factors influencing the outcome of nerve repair. 55（2）: 119-131.

[12] Butler, D.S., 2000. The sensitive nervous system. Noigroup publications.

[13] Lee, J., Kim, J., Shin, J.-S., Lee, Y.J., Kim, M.-r., Jeong, S.-Y., Choi, Y.-j., Yoon, T.K., Moon, B.-h., Yoo, S.-b.J.E.-B.C. and Medicine, A., 2017. Long-Term Course to Lumbar Disc Resorption Patients and Predictive Factors Associated with Disc Resorption. 2017.

[14] Chiu, C.C., Chuang, T.Y., Chang, K.H., Wu, C.H., Lin, P.W. and Hsu, W.Y., 2015. The probability of spontaneous regression of lumbar herniated disc: a systematic review. Clin Rehabil, 29（2）: 184-95.

[15] Ahn, S.H., Park, H.W., Byun, W.M., Ahn, M.W., Jang, S.H., Bae, J.H. and Kim, Y.K., 2002. Comparison of Clinical Outcomes and Natural Morphologic Changes between Sequestered and Large Central Extruded Disc Herniations. Yonsei Med J, 43（3）: 283-290.

[16] Ming Zhong, M. and Liu, J.T.J.P.p., 2017. Incidence of spontaneous resorption of lumbar disc herniation: a meta-analysis. 20: E45-E52.

[17] Hong, J. and Ball, P.A., 2016. Resolution of Lumbar Disk Herniation without Surgery. 374（16）: 1564.

[18] Komori, H., Shinomiya, K., Nakai, O., Yamaura, I., Takeda, S. and Furuya, K.J.S., 1996. The natural history of herniated nucleus pulposus with radiculopathy. 21（2）: 225-229.

[19] Weinberger, A. and Myers, A.R., 1978. Intervertebral disc calcification in adults: a review, Seminars in arthritis and rheumatism. Elsevier, pp. 69-75.

[20] Bagatur, A., Zorer, G., Centel, T.J.A.o.o. and surgery, t., 2001. Natural history of paediatric intervertebral disc calcification. 121（10）: 601-603.

[21] Ma, X.-l., Zhao, X.-w., Ma, J.-x., Li, F., Wang, Y. and Lu, B.J.I.J.o.S.,

2017. Effectiveness of surgery versus conservative treatment for lumbar spinal stenosis: A system review and meta-analysis of randomized controlled trials. 44: 329-338.

[22] Hildebrandt, M., Fankhauser, G., Meichtry, A. and Luomajoki, H., 2017. Correlation between lumbar dysfunction and fat infiltration in lumbar multifidus muscles in patients with low back pain, 18.

[23] Clarke, J., van Tulder, M., Blomberg, S., de Vet, H., van der Heijden, G. and Bronfort, G., 2006. Traction for Low Back Pain With or Without Sciatica: An Updated Systematic Review Within the Framework of the Cochrane Collaboration. 31（14）: 1591-1599.

[24] Jordan, J.L., Konstantinou, K. and O'Dowd, J.J.B.c.e., 2011. Herniated lumbar disc. 2011.

[25] Smith, L.A., Oldman, A.D., McQuay, H.J. and Moore, R.A.J.P., 2000. Teasing apart quality and validity in systematic reviews: an example from acupuncture trials in chronic neck and back pain. 86（1-2）: 119-132.

[26] Kim, J.-I., Lee, M.S., Lee, D.-H., Boddy, K., Ernst, E.J.E.-B.C. and Medicine, A., 2011. Cupping for treating pain: a systematic review. 2011.

[27] Van Blitterswijk, W.J., van de Nes, J.C., Wuisman, P.I.J.B.C. and Medicine, a., 2003. Glucosamine and chondroitin sulfate supplementation to treat symptomatic disc degeneration: biochemical rationale and case report. 3（1）: 2.

[28] Cherkin, D.C., Eisenberg, D., Sherman, K.J., Barlow, W., Kaptchuk, T.J., Street, J. and Deyo, R.A.J.A.o.I.M., 2001. Randomized trial comparing traditional Chinese medical acupuncture, therapeutic massage, and self-care education for chronic low back pain. 161（8）: 1081-1088.

[29] Malmivaara, A., Häkkinen, U., Aro, T., Heinrichs, M.-L., Koskenniemi, L., Kuosma, E., Lappi, S., Paloheimo, R., Servo, C. and Vaaranen, V.J.N.E.J.o.M., 1995. The treatment of acute low back pain—bed rest, exercises, or ordinary activity?, 332（6）: 351-355.

[30] Vroomen, P.C., de Krom, M.C., Wilmink, J.T., Kester, A.D. and

Knottnerus, J.A.J.N.E.J.o.M., 1999. Lack of effectiveness of bed rest for sciatica. 340（6）: 418-423.

[31] Foster, N.E., Anema, J.R., Cherkin, D., Chou, R., Cohen, S.P., Gross, D.P., Ferreira, P.H., Fritz, J.M., Koes, B.W. and Peul, W.J.T.L., 2018. Prevention and treatment of low back pain: evidence, challenges, and promising directions.

[32] Atlas, S.J., Keller, R.B., Chang, Y., Deyo, R.A. and Singer, D.E.J.S., 2001. Surgical and nonsurgical management of sciatica secondary to a lumbar disc herniation: five-year outcomes from the Maine Lumbar Spine Study. 26（10）: 1179-1187.

[33] Atlas, S.J., Keller, R.B., Wu, Y.A., Deyo, R.A. and Singer, D.E.J.S., 2005. Long-term outcomes of surgical and nonsurgical management of sciatica secondary to a lumbar disc herniation: 10 year results from the maine lumbar spine study. 30（8）: 927-935.

[34] Gugliotta, M., da Costa, B.R., Dabis, E., Theiler, R., Jüni, P., Reichenbach, S., Landolt, H. and Hasler, P., 2016. Surgical versus conservative treatment for lumbar disc herniation: a prospective cohort study. BMJ open, 6（12）: e012938-e012938.

[35] Shriver, M.F., Xie, J.J., Tye, E.Y., Rosenbaum, B.P., Kshettry, V.R., Benzel, E.C. and Mroz, T.E.J.N.f., 2015. Lumbar microdiscectomy complication rates: a systematic review and meta-analysis. 39（4）: E6.

第二章

运动康复：
安全有效缓解症状

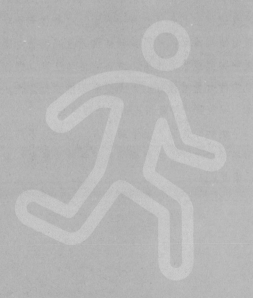

美国运动医学院（American College of Sports Medicine）曾有过这样一句话："Exercise is medicine"（运动即良医）。而运动可以安全有效地缓解腰突症状，并帮助腰突患者恢复和提高身体素质以应对正常的生活、工作和学习。

运动可以给腰椎间盘营造一个利于恢复的生存环境。一方面，适当的运动可以提高髓核吸收水分（营养物质）和排出水分（椎间盘代谢物）的速度，这就使椎间盘内获得了更多的营养物质，为椎间盘的恢复提供有利条件。另一方面，随着腰部运动的开展，腰椎神经也会跟着适当滑动，从而减轻腰椎间盘突出物对腰椎神经根的压迫，起到缓解腰突症状的作用。适当的运动还可以锻炼腰部肌肉，尤其是深层肌肉的力量增强可以大大提高腰椎的稳定性。这也是减轻腰椎间盘压力、减轻腰椎神经根压迫的重要方法。

运动即良医。但治病救人，当对症下药。在丰富多彩的运动中，哪些运动才可以缓解腰突症状并预防复发？本章将系统介绍腰突的运动康复。

第一节　了解运动康复

一、运动康复与体育运动的区别

运动康复也是运动，但与普通运动具体有什么不一样呢？

（一）人群不同

像跑步、打高尔夫球等体育运动，更适合于无腰突症状的健康人群。对于严重的腰突患者来说，这些运动可能会加重腰突症状。而运动康复既适合想要提升健康水平的普通人群，也适合需要改善活动功能障碍与缓解疾病疼痛的病患。

（二）目的不同

参与体育运动的目的，主要是为了增强身体素质、愉悦身心、塑造体形。另外，还有部分人参与体育运动是希望通过各种比赛取得名次，获得荣誉。而运动康复主要是可以防治疾病。

对于病患，运动康复的目的是尽可能减少疾病症状，减少对工作生活的影响。例如，运动康复可以帮助腰突症患者消除疼痛、麻木症状，并恢复正常的工作生活。

对于无疾病的人群，运动康复主要是为了提高健康水平，预防疾病出现。例如，运动康复可以帮助久坐人群较好地预防腰突症出现。

但运动康复与体育运动有一个共同点，运动方案中都会涉及身体的力量、速度、耐力、灵敏、柔韧、平衡稳定等功能。当突友通过运动康复缓解了疼痛，身体功能基本恢复到受伤前的水平，那么下一步可适当进行一些体育运动，例如跑步等。

二、为何运动康复能治疗腰突症？

我们从第一章基础知识篇已经知道关于腰突症的几个主要特点。根据这些特点，下面一一介绍运动康复在治疗腰突症时发挥的作用。

（一）运动能够增加整体血液循环，帮助椎间盘获取更多营养物质

椎间盘的修复不能缺少营养物质。椎间盘是无血管组织，很难直接通过血液获取营养物质，而是主要通过血管扩散作用获取营养物质。运动能够通过加速血液循环，给椎间盘带来更多的营养物质，加速康复过程。同时，运动可以改变椎间盘的压力，让椎间盘吸收与排出水分。这个过程可以完成营养物质的扩散吸收与椎间盘代谢废物的排放，有利于保持椎间盘的健康。

（二）运动能够改变突出物质对神经的压迫程度，有效缓解症状

椎间盘的髓核大部分由水分组成，随负重而移动。也就是说，椎间盘的髓核突出物质，在腰椎压力的变化下能够进行前后移动。如果你的椎间盘轻度向后突出，当你向后弯腰时，椎间盘后侧会积累比较多的压力。这样会促使髓核突出物质向前移动，减少对神经的刺激，缓解腰突症状。也就是说，适当运动能够

改变椎间盘的受力，减少髓核突出物质对神经的压迫程度，缓解腰突症状。

（三）运动能够强化肌肉，减少椎间盘的压力，促进椎间盘的修复

缺乏运动是导致腰突症的主要原因。腰椎被肌肉包裹保护着。肌肉作为腰部的动力装置，不仅是腰部发力的凭据，还有着吸收外界的压力、稳定腰椎、减轻腰椎压力的作用。尤其是腰腹部的深层肌肉会直接影响腰椎的稳定性。运动能够强化这些深层肌肉，减少腰椎间盘的压力，为椎间盘的修复创造良好的环境，同时也能够促使椎间盘内产生生长因子。

（四）运动能够通过改善椎间盘周围的软组织受损情况帮助缓解症状

椎间盘突出本身可能不会引起太多症状，但是椎间盘周围软组织受损就很有可能造成腰腿痛。运动不仅对椎间盘本身产生作用，还会对周围的组织产生影响。例如，运动能够促进肌肉更有效地从血液中提取氧气，提高肌肉收缩效率，帮助解决因腰突不能久坐、久站、弯腰等活动问题；运动还能够增加韧带和肌腱强度，避免因韧带松弛等原因增加椎间盘的磨损。

第二节　提升稳定性：肌肉强化运动

运动对腰突康复发挥着重要的作用，其中肌肉强化运动可以有效提高腰椎的稳定性。有研究证明，腰椎稳定性运动能够

有效缓解腰突症状，改善活动障碍，帮助突友尽快恢复正常的工作生活。[1]

一、我们需要重点强化哪些肌肉？

一般而言，根据肌肉的位置特征，可以大致把肌肉划分为两类：深层肌肉与浅层肌肉。为了更有效地提高腰椎稳定性，患有腰突症的朋友们通常需要从深层肌肉开始强化。

为什么腰突症朋友需要重点强化深层肌肉？这主要因为深层肌肉具有一些特殊的功能，对减轻椎间盘的压力作用更大。

（一）深层肌肉

顾名思义，深层肌肉是指位于身体深层，最靠近脊柱的肌肉，我们不能直接看到或触碰到的肌肉。腰椎区域的深层肌肉主要包括腹横肌、多裂肌、深层旋转肌与腰方肌（深层部分）。

作为最靠近脊柱的肌肉，深层肌肉具有以下作用。

① 长时间维持姿势

深层肌肉的抗疲劳能力极强。因为它是以交替的形式工作的，即一部分肌肉进行收缩时，另一部分肌肉会休息。我们能够久坐、久站主要是依靠深层肌肉来发力。如果一个人因为腰突症而不能长时间维持姿势（如久坐、久站），不妨关注一下腰椎深层肌肉的锻炼。

② 稳定腰椎以保护腰椎间盘

深层肌肉具有一个很少人知道的特征——预激活，即能够在运动发生前几毫秒内进行收缩。打个比方，在我们弯腰之前，腰椎深层肌肉会提前收缩，稳定腰椎以保护腰椎间盘，避免弯腰动作对椎间盘造成过多的压力。

③ 减轻腰椎间盘压力

腰椎间盘是位于两节腰椎之间的凝胶状物体，而腰椎深层肌肉最靠近腰椎，并且直接附着在腰椎上。这意味着通过深层肌肉的收缩功能，它可以均匀分散腰椎间盘的负荷，同时直接减轻腰椎间盘的压力。

（二）浅层肌肉

浅层肌肉是指位于身体浅层的肌肉，通常是控制身体进行运动的肌肉，我们通常能够直接看到或触碰到，如八块腹肌。腰椎区域的浅层肌肉主要包括腹直肌、腹外斜肌、腹内斜肌、竖脊肌、髂腰肌与腰方肌（外侧部分）。

由于浅层肌肉体积更大，收缩的速度会比深层肌肉更快，并且能够产生更多的力量。在较低强度的活动中，如果深层肌肉激活有功能障碍，可能会让浅层肌肉过度收缩以维持脊柱稳定。但是，当浅层肌肉过度收缩，会覆盖掉深层肌肉维持脊柱稳定的能力，从而可能增加脊柱压力，对韧带和椎间盘造成潜在的伤害。

两相对比之后，在进行肌肉强化运动中，我们首选强化深层肌肉。毕竟仅仅增强浅层肌肉力量不足够促进椎间盘的康复。

此外，身体的各个部位是相互影响、相互作用的，尤其是相邻的两个部位。例如，骨盆前倾可能会引起腰椎曲度变化，引起腰痛。因此，不单单是腰部肌肉和腰椎本身的问题会引起腰突症状，相邻部位如臀部发生异常也有可能是腰突症状的根源。所以，我们锻炼的对象不仅仅是腰腹部的深层肌肉，还有可能是臀部肌肉和腿部肌肉。

二、如何测试自己的肌肉力量？

这里我们介绍一些经典测试。这些测试是笔者常用的，并且在文献中都有记录。这些测试包括腰部力量测试、臀部力量测试与核心力量的配合度测试（即一些动态测试），如图 2-1 至图 2-4 所示。这些测试可以告诉我们哪些肌肉的力量较弱，并指导我们接下来重点锻炼哪些肌肉。

需要注意的是，若测试过程中出现任何不适症状，需立刻停止。

（一）屈肌力量测试

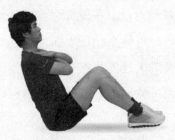

图 2-1　屈肌力量测试

动作要点：

- 坐位，双腿屈膝成 90°，上半身保持挺直；
- 双手交叉放于胸前，上半身与地面呈 60°；
- 维持这个动作 60 秒即为合格，如果达不到 60 秒说明你的腰腹部力量不足。

（二）伸肌力量测试

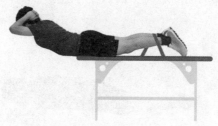

图 2-2　伸肌力量测试

动作要点：

- 俯卧在床上，脸朝下，抬起上半身；
- 双手交叉放于头后；
- 维持这个动作 60 秒即为合格，如果达不到 60 秒说明你的背部力量不足。

（三）侧平板支撑

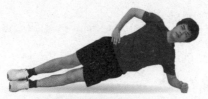

图 2-3　侧平板支撑

动作要点：

- 侧卧，用手肘撑起上半身；
- 单脚蹬地，收紧腹部和臀部，保持肩关节、髋关节、膝关节在同一条直线；
- 抬起身体离开地面；

■ 维持这个动作 60 秒即为合格，如果达不到 60 秒说明你的腰部侧面的肌肉（例如腰方肌）力量不足。

（四）平板支撑

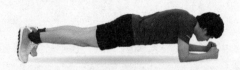

图 2-4　平板支撑

动作要点：

■ 俯卧，双手握拳，屈肘 90°；

■ 双脚并拢脚尖着地，收腹，撑起身体离开地面；

■ 保持肩关节、髋关节、膝关节在同一条直线；

■ 维持这个动作 60 秒即为合格，如果达不到 60 秒说明你的躯干力量不足。

（五）臀部力量测试

臀部力量测试运动，如图 2-5 至图 2-6 所示。

1）单足站立试验

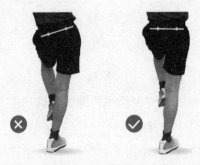

图 2-5　单足站立试验

测试动作要点：站立位，左脚单脚抬高，观察骨盆的状态。

在正常情况下，单脚站立时，臀部肌肉收缩，对侧骨盆抬起，才能保持身体平衡。如果站立的一侧臀部肌肉无力，对侧骨盆不但不能抬起，反而下降，为单足站立试验阳性，即臀部肌肉力量不足，须加入臀部力量强化训练。

2）蚌形伸展运动

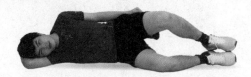

图 2-6　蚌形伸展运动

测试动作要点：

- 侧卧收腹，手臂枕于头下；
- 大腿与身体呈 45°，屈膝 90°；
- 同时缓慢抬起上面的膝盖，保持踝关节并拢（呈蚌形）；
- 返回起始位置，换另一边重复动作。

测试标准：能够连续完成 2 组，每组左右各 10 次。

若无法完成，或运动后十分疲劳，说明臀部力量不足，那么你可以加入臀部肌肉的力量训练。

（六）Y 平衡动态测试

Y 平衡试验是一个简单、可靠的测试动态平衡的方法。测试要求跑者单腿站立，用另一条腿分别把前侧、后外侧和后内侧的脚板推到最远处，分别测量三个方向的脚板与站立的脚板之间的距离，如力 2-7 所示。如果距离的差值等于或者大于 4

厘米，意味着动态平衡较差，下肢受伤的可能性更高。

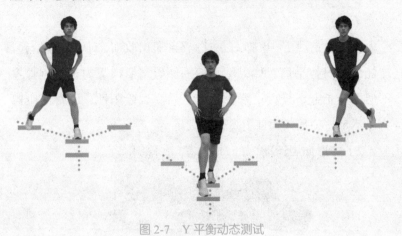

图 2-7　Y 平衡动态测试

（七）弹球测试

弹球测试主要用来测量核心肌肉力量的产生及其对称性。此测试可单膝跪地或双膝跪地，因为核心肌肉在这两个位置会有不同的反应，所以测试这两个位置很重要。跪姿有助于消除下肢的代偿性运动，从而使更多的重点放在核心肌肉上，如图 2-8、图 2-9 所示。

起始位置

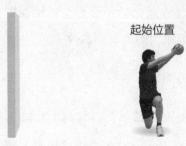

图 2-8　弹球测试 A

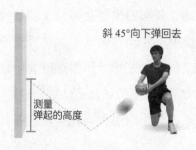

斜 45°向下弹回去

测量
弹起的高度

图 2-9　弹球测试 B

动作要点：

- 单膝跪地，屈膝 90°，此时右膝盖与左脚踝之间距离 10 厘米；
- 如图 2-8 和图 2-9 所示，双手握球，从斜上方 45°向斜下方 45°扔球；
- 测量球弹起的高度，重复弹球 5 次。

注意事项：

- 球的重量大约占体重的 3%；
- 整个测试过程中保持直立姿势，不允许或者允许很少的躯干运动。

由弹跳的高度和躯干旋转的幅度决定测试的结果。这个测试的关键是观察躯干的稳定性和左右两侧投掷的对称性，即投掷过程中躯干尽量保持稳定不能摇晃，并且向左向右投掷时，球在墙上弹起的高度差应尽量在 10% 以内。

三、如何科学强化肌肉？

下面，我将肌肉强化运动划分成腰腹部深层肌肉强化运动、臀部肌肉强化运动、腿部肌肉强化运动、功能性恢复训练4个部分。突友可根据前文的动作测试结果选择适合自己的运动，进行针对性锻炼。例如，进行动作测试时显示腰部力量不足，那么就可以重点选择腰腹部的强化运动进行锻炼。

同时，接下来还会介绍肌肉强化运动的各种锻炼技巧和原则。请突友在开始锻炼之前，务必把运动介绍的前后内容读透。这样有助于突友正确锻炼，提高运动康复效率。

（一）腰腹部深层肌肉强化运动

这里说的腰腹部深层肌肉，主要是指位于腰腹部并附在腰椎上的深层肌肉。通过强化这些腰腹部的深层肌肉，可以提高腰椎的稳定，减轻腰椎间盘的压力，从而起到缓解腰突症状的作用。

1）深层肌肉的锻炼技巧

在开始介绍腰腹部深层肌肉的强化运动之前，我们需要先掌握深层肌肉的锻炼技巧。在进行腰腹部深层肌肉的强化锻炼时，熟练运用这些锻炼技巧将有助于保证甚至提高深层肌肉的锻炼效果。

①维持骨盆中立位

骨盆中立位是指骨盆维持在一个能够让脊柱保持自然生理曲度"S"形的位置。这会让脊柱承受到的压力最小，并且处于最稳定与最平衡的状态，如图 2-10 所示。

如何找到骨盆中立位？

如图 2-10 的图 3 所示，仰卧屈膝，观察腰椎的弧度，大约手掌可刚好平放在腰椎下，且周围没有多余的空间。这种状态为骨盆中立位。

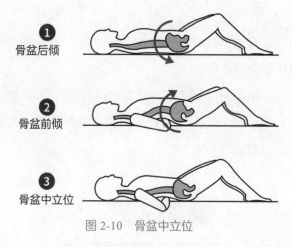

❶
骨盆后倾

❷
骨盆前倾

❸
骨盆中立位

图 2-10　骨盆中立位

当你参照上面的操作熟练找到骨盆中立位，可以尝试把它运用到日常工作生活中，即在站、坐、行走、运动时控制自己的骨盆处于中立位。这样有助于减少腰椎间盘的压力，促进腰突康复。

②收缩腹横肌和多裂肌

腹部的腹横肌和背部的多裂肌作为腰腹部主要的深层肌肉，二者从腹部到背部呈环形，共同保护椎间盘，如图 2-11 所示。

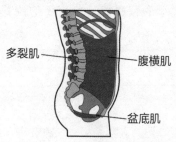

多裂肌

腹横肌

盆底肌

图 2-11　腰腹部的深层肌肉

在日常生活和腰腹部强化运动中，有意识地收缩这两块肌肉，同时保持骨盆中立位。这样可以增加腰椎的稳定性，减少椎间盘的压力，促进腰突康复。那么如何掌握这两块肌肉的收缩（激活）技巧呢？

腹横肌激活

最为简单的激活腹部深层肌肉腹横肌的方法是"肚脐内缩"，如图 2-12 所示。而且，它可以同时激活背部深层肌肉多裂肌。

肚脐内缩技巧：

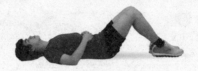

图 2-12　肚脐内缩

■ 仰卧屈膝（屈膝 70°～ 90°并且双足踩在地上），让骨盆处于中立位；

■ 腹部微微发力，使肚脐向内收缩。

注意：不能憋气。

当你正确收缩到腹横肌时，你可以在图 2-13 所示的 A 处感受到轻度的肌肉收缩的紧张感。A 表示的位置，是腹部下方两侧骨头凸起（B 处）向内一个食指再向下一个食指的位置。

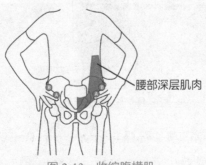

腰部深层肌肉

图 2-13　收缩腹横肌

多裂肌激活

方法一：卧姿多裂肌激活

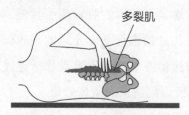

图 2-14 卧姿多裂肌激活

- 俯卧或侧卧，让他人或自己把手放在腰背后的多裂肌（即腰背后中间凸起的骨头两侧约 1 厘米处）上；
- 自己用力"鼓起肌肉"对抗手指。

注意：保持自然呼吸，不能憋气。

方法二：坐姿多裂肌激活

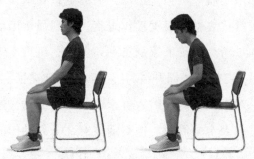

图 2-15 坐姿多裂肌激活

- 坐在椅子上，上半身直立；
- 保持直立，身体向前倾约 30°；
- 返回起始位置，重复动作。

注意：速度保持缓慢，不能弯腰。

可以把手放在腰椎两边感受多裂肌的收缩。

②保持偏慢匀速运动

不同于浅层肌肉，深层肌肉体积较小，慢肌纤维含量更高。慢肌纤维，顾名思义，肌肉的收缩速度较慢，同时抗疲劳能力更强的纤维。因此，在进行下面介绍的腰腹部深层肌肉强化运动时，需要以匀速偏慢的速度重复动作。速度过快更容易刺激浅层肌肉，会降低深层肌肉的锻炼效果。

当你熟读并掌握以上锻炼技巧时，可以开始下列腰腹部深层肌肉的强化锻炼。值得注意的是，维持骨盆中立位、收缩腹横肌和多裂肌的技巧不但可以运用到下面的锻炼当中，还可以运用到日常生活和工作中。这些将有助于腰椎健康和促进腰突症的康复。

2）开始腰腹部强化运动

腰腹部深层肌肉的强化运动，剪刀腿系列动作和四肢跪地支撑动作较具代表性。根据动作难度，下列强化运动由易到难可划分为 4~5 阶。建议大家从第一阶开始，练习 7 天后，若能够顺利掌握，可在下一周升级为第二阶，依此类推。

另外，对于经常健身的人群来说，下面的动作好像只是上下抬腿，看起来十分简单。但是请注意，下列动作的重点不是做到上下抬腿就足够了，而务必要做到以下 3 点：

- 在上下抬腿的过程中，学会同时收缩深层肌肉；
- 在上下抬腿的过程中，让骨盆保持在中立位；
- 在上下抬腿的过程中，保持腰腹部稳定不要摇晃。

假如你觉得以下动作还是比较简单，不妨加大运动量，如每天做 4 组，每组左右腿各 15 次。

剪刀腿系列运动

第一阶

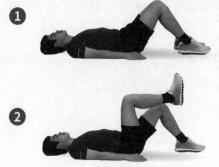

图 2-16　剪刀腿第一阶

动作要点：

■ 仰卧屈膝，双腿分开与髋关节同宽；

■ 两臂置于身体两侧，掌心向下；

■ 收腹，放松肩膀；

■ 抬起右腿，并屈膝呈 90°；

■ 放下右腿，左腿重复动作；

■ 10 次为 1 组，做 2 ～ 3 组。

第二阶

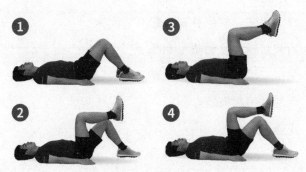

图 2-17　剪刀腿第二阶

动作要点：

- 仰卧屈膝，双腿分开与髋关节同宽；

- 两臂置于身体两侧，掌心向下；

- 抬起右腿，并屈膝呈 90°；

- 保持右腿不动，同时抬起左腿，并屈膝呈 90°；

- 保持左腿不动，放下右腿；

- 放下左腿，返回原位；

- 10 次为 1 组，做 2～3 组。

第三阶

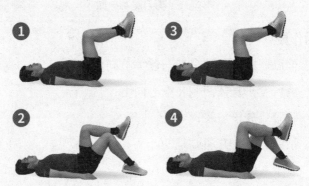

图 2-18　剪刀腿第三阶

动作要点：

- 仰卧屈膝，双腿分开与髋关节同宽；

- 抬起双腿，并屈膝呈 90°；

- 保持左腿不动，右腿缓慢向下轻轻点地；

- 点地后抬起右腿；

- 左腿重复点地动作；

- 10 次为 1 组，做 2～3 组。

第四阶

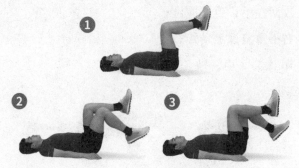

图 2-19　剪刀腿第四阶

动作要点：

- 仰卧屈膝，双腿分开与髋关节同宽；

- 抬起双腿，并屈膝呈 90°；

- 保持腰腹部稳定，左右腿像踩单车一样，来回交替点地；

- 10 次为 1 组，做 2 ～ 3 组。

四肢跪地支撑运动

第一阶

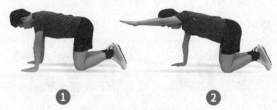

图 2-20　四肢跪地第一阶

动作要点：

- 双手双膝撑地，双腿分开与髋关节同宽；

- 腰背部保持直立，骨盆保持在中立位；

- 保持腰腹部稳定，向前伸直左手；
- 收回左手，返回原位；
- 右手重复以上动作；
- 10 次为 1 组，做 2～3 组。

第二阶

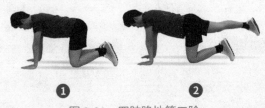

图 2-21　四肢跪地第二阶

动作要点：

- 双手双膝撑地，双腿分开与髋关节同宽；
- 腰背部保持直立，骨盆保持在中立位；
- 保持腰腹部稳定，向后伸直右腿；
- 收回右腿，返回原位；
- 左腿重复以上动作；
- 10 次为 1 组，做 2～3 组。

第三阶

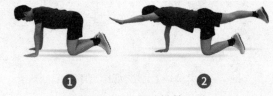

图 2-22　四肢跪地第三阶

动作要点：

- 双手双膝撑地，双腿分开与髋关节同宽；

- 腰背部保持直立，骨盆保持在中立位；
- 保持腰腹部稳定，同时伸出左手右腿；
- 收回左手右腿，返回原位；
- 右手左腿重复以上动作；
- 10 次为 1 组，做 2 ～ 3 组。

第四阶

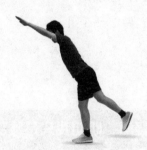

图 2-23　四肢跪地第四阶

动作要点：

- 站立位，让骨盆处于中立位；
- 保持腰部直立，身体向前倾 45°，同时伸直左手右腿；
- 收回左手右腿，返回原位；
- 右手左腿重复以上动作；
- 10 次为 1 组，做 2 ～ 3 组。

第五阶

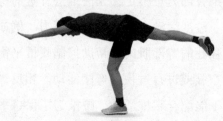

图 2-24　四肢跪地第五阶

动作要点：

- 站立位，让骨盆处于中立位；
- 保持腰部直立，身体向前倾，几乎与地面平行，同时伸直左手右腿；
- 收回左手右腿，返回原位；
- 右手左腿重复以上动作；
- 10 次为 1 组，做 2～3 组。

（二）臀部肌肉强化运动

> 有的人会有疑问，明明我只是腰部的问题，为什么还需要强化臀部的肌肉？

首先，人是一个整体。当整体的某一部分出现问题时，另外一部分也会因此受到影响。

一方面，臀部的力量不足，会影响到脊柱的运动模式，以致增加腰椎与骨盆的压力，给椎间盘带来不必要的压力，容易加重腰突症状。这是因为在进行腰椎活动时，需要收缩发力的不仅仅只有腰椎的肌肉，还有臀部的肌肉。在我们弯腰、转腰、侧弯腰时，如果臀部力量不足，无法维持骨盆的稳定性，腰椎容易过度活动。过度活动会增加椎间盘压力。例如，在向前弯腰的过程中，强壮的臀部肌肉会帮助控制腰椎平衡稳定，防止腰椎过度向前弯腰或进行过快的弯腰活动。相反，如果臀部肌肉力量不足，不能配合腰椎活动，腰椎为了保持平衡很容易过度弯腰，从而增加了椎间盘的压力。

另一方面，臀部的力量不足，还容易导致不良体态的出现，如长短腿、骨盆前倾。不良体态同样会增加腰椎与骨盆的压力。例如，臀部力量不足导致骨盆前倾。骨盆处于前倾时，腰椎 - 骶骨的角度与腰椎曲度会增加，椎间盘后侧空间会变小，从而增加椎间盘后方的压力，如图 2-25 所示。这会直接增加椎间盘后侧的硬膜囊、血管、神经根与小关节的压力。

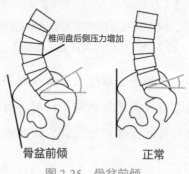

图 2-25　骨盆前倾

另外，如果经常久坐不运动，臀部肌肉强化会显得更加重要。这是因为随着智能手机和平板电脑的普及，越来越多的人倾向于一种静态的生活方式，即长期久坐、缺乏运动。长期久坐意味着让臀部肌肉长时间处于休息状态。长期处于休息状态的臀部肌肉，通常会发生两个变化：

（1）具备肌肉弹性功能的胶原蛋白水平逐渐下降，取而代之的是弹性较差的纤维组织，导致肌肉柔韧性下降，变得僵硬起来；

（2）肌肉力量下降，变得虚弱起来，甚至逐渐忘记自己的功能，忘记怎么收缩。即使站起来处于运动状态，臀肌也仍然习惯处于休息状态。

这两个变化让骨盆处于不稳定的状态中，会加剧腰椎压力。行走时，不稳定的骨盆会增加腰椎的扭转，如图 2-26 所示。

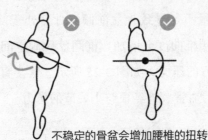

不稳定的骨盆会增加腰椎的扭转

图 2-26　步行时骨盆的活动模式

说了那么多，主要还是希望大家重视起臀部肌肉的强化，不要以为腰的问题就只需要管理腰。同时，有相关研究指出，腰椎稳定性运动与臀部强化运动配合，缓解慢性腰部疼痛的效果会更佳。[2]

下面是常见的强化臀部肌肉力量方法，主要以蚌形运动为主。这个运动会重点锻炼臀中肌，不仅有助于髋关节的外展和内旋，还具有纠正骨盆不对齐、增加骨盆稳定性的作用。但如果你本身的臀部肌肉比较僵硬，建议在进行臀部肌肉强化运动后加入拉伸放松训练，详见本章第三节。

蚌形伸展第一阶

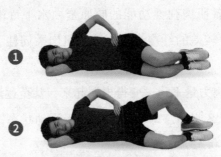

图 2-27　蚌形伸展第一阶

动作要点：

- 侧卧收腹，手臂枕于头下；
- 大腿与身体呈 45°，膝盖弯曲 90°；
- 提起上面的膝盖，保持踝关节并拢（呈蚌形）；
- 返回起始位置；
- 10 次为一组，做 2～3 组。

注意：运动过程中，速度需缓慢匀速，不能过快；同时在提起膝盖的过程中，骨盆需保持稳定，不能前后晃动。

练习以上动作一段时间后，如果动作已经完成得非常标准，并希望加大难度的话可增加难度，进入第二阶段。

蚌形伸展第二阶

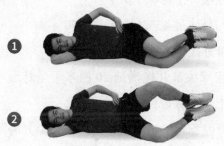

图 2-28　蚌形伸展第二阶

动作要点：

- 侧卧收腹，手臂枕于头下；
- 大腿与身体呈 45°，膝盖弯曲 90°；
- 踝关节并拢并离地约 20 厘米；
- 在保持踝关节并拢离地 20 厘米（呈蚌形）的情况下，提起合拢上面的膝盖；
- 10 次为 1 组，做 2～3 组。

注意：运动过程中，速度需缓慢匀速，不能过快；同时在提起膝盖的过程中，骨盆需保持稳定，不能前后晃动。

蚌形伸展第三阶

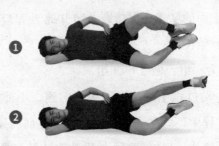

图 2-29 蚌形伸展第三阶

动作要点：

- 侧卧收腹，手臂枕于头下；
- 大腿与身体呈 45°，膝盖弯曲 90°；
- 踝关节并拢并离地约 20 厘米；
- 在保持踝关节并拢离地 20 厘米（呈蚌形）的情况下，提起上面的膝盖；
- 保持骨盆稳定的情况下，向后伸直上方的腿；
- 10 次为 1 组，做 2 ～ 3 组。

注意：运动过程中，速度需缓慢匀速，不能过快。同时在提起膝盖的过程中，骨盆需保持稳定，不能前后晃动。

俯卧臀部强化运动

动作要点：

- 俯卧位，左腿屈膝 90°；
- 收紧臀部肌肉，保持左腿屈膝 90°，左腿腿部向上抬升；
- 重复 10 次；

■ 10 次为 1 组，做 2 ～ 3 组。

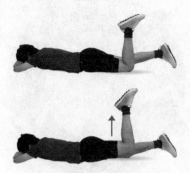

图 2-30　俯卧臀部强化运动

注意：该运动重点强化的肌肉是臀大肌。运动过程中，需先收紧臀部肌肉；同时在提起膝盖的过程中，主要是臀部发力，腰部尽量保持稳定不晃动，缓慢匀速进行。

（三）腿部肌肉强化运动

腰部引起的下肢疼痛，有必要强化腿部肌肉吗？

最好加入腿部肌肉强化运动。

腿部肌力不足与腰突症有何关系？如图 2-31 所示，腰突症会影响腿部肌力，而腿部肌力不足会加剧椎间盘的磨损，这是一个恶性循环的过程。在基础知识部分我们已了解到腰椎神经受压会导致下肢腿部的肌力下降。腿部力量不足会影响下肢肌肉的发力模式，严重情况下会影响日常走路姿势。同时，下肢不正常的发力模式与异常步态会增加腰椎的压力，增加椎间盘的磨损。例如，某些突友由于腿部肌肉无力，导致需要腰臀部过度发力才能正常进行步行、蹲下、站立等活动。

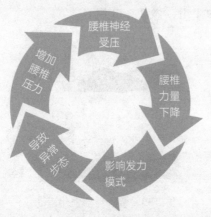

图 2-31　腰椎神经受压与腿部肌力下降的恶性循环

　　这种肌肉力量下降并不会在你的神经受压缓解后就会立刻恢复。当神经压迫症状缓解后，随着神经功能的逐步恢复，进行腿部肌肉强化运动，有助于让恢复后的神经重新适应与控制肌肉收缩，改善下肢发力模式与异常步态的情况。而且，腰椎神经受压会影响到下肢肌肉正常的营养供应，严重的会出现肌肉萎缩。对于这种情况，我们更加需要进行腿部肌肉强化运动。其中大腿后侧与小腿后侧的肌肉是经常出现力量下降。以下是它们的力量强化运动。

屈膝后抬升

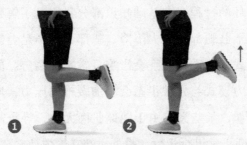

图 2-32　屈膝后抬升

动作要点：

- 单腿站立，屈左膝 90°；
- 左腿腿部向上小幅度抬升；
- 返回原位；
- 重复 10 次；
- 10 次为 1 组，做 2～3 组。

单腿踮脚尖

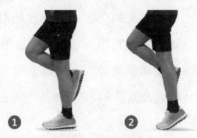

图 2-33　单腿踮脚尖

动作要点：

- 单腿站立，左腿向上抬起脚后跟；
- 返回原位；
- 重复 10 次；
- 10 次为 1 组，做 2～3 组。

（四）功能性恢复训练

功能性恢复训练，可以理解为一种过渡阶段训练，目的是让病人能够安全过渡到正常的工作生活中。对于曾经的运动爱好者，它还可以让我们逐步恢复以往的运动爱好。

为什么需要加入这种过渡阶段的训练？症状缓解后直接恢复以往的工作生活状态，不可以吗？

这主要是因为我们需要让恢复后的神经与椎间盘等组织去适应新的运动模式。疼痛是大脑发出的一种警报，让我们及时规避风险。如果没有进行这些功能性训练，我们有可能因为大脑发出错误警报，而出现经常性疼痛。

其实，疼痛产生通常有两个原因，即大脑对身体的自我保护与自我认知。当腰椎间盘突出压迫神经时，我们可能会由于弯腰、久坐、久站等活动刺激神经，使得大脑发出疼痛警报，让我们停止这些运动。在这个时候，疼痛产生主要是由于大脑对身体的自我保护。

然而，如果我们长期处于这种弯腰加重疼痛的状态，大脑会开始得出经验：弯腰就会疼痛。长此以往，未来会出现这种现象：在还没有开始弯腰前，大脑提前发出疼痛信号，帮助你提前规避弯腰风险。这个时候，疼痛产生主要是由于大脑对身体的自我认知。为了改变这种认知，我们就需要进行功能性恢复训练，让恢复后的神经与椎间盘重新适应新的运动模式，如重新恢复弯腰、后仰等运动。

下面是常见的功能性恢复训练，一般是在练习上述动作4～5周后介入。需要注意的是，功能性恢复训练需要在保持骨盆中立位的状态下进行，同时需在运动前提前收缩深层肌肉（腹横肌与多裂肌）。如此可提高脊椎的稳定性，减少脊椎的压力。（深层肌肉收缩方法与骨盆中立位保持方法，可见本部分的深层肌肉强化运动）

腹部强化运动

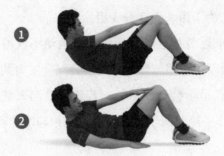

图 2-34　腹部强化运动

动作要点：

- 仰卧屈膝，膝盖分开与髋关节同宽；
- 首先收缩深层肌肉，腹部发力，用左手触摸右膝；
- 返回原位；
- 右手摸左膝，如此交替重复动作；
- 10 次为 1 组，做 2 ～ 3 组。

仰卧桥型运动

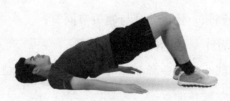

图 2-35　仰卧桥形运动

动作要点：

- 仰卧屈膝，膝盖分开与髋关节同宽；
- 两臂置于身体两侧，掌心向下；

- 从臀部—腰部—背部一节节抬起身体，使其呈一直线；
- 从背部—腰部—臀部一节节放下身体，返回原位；
- 10 次为 1 组，做 2 ～ 3 组。

由于要求逐节抬起放下身体，该运动不仅可以增加腰椎的控制力，还可以让腰部与臀部肌肉学会配合发力共同运动。因而，该运动的重点是学会"控制"。若感觉做起来毫无压力或者已经练习该动作一周时间了，可尝试单腿抬起增加难度。

单腿桥型支撑运动

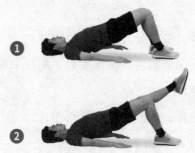

图 2-36　单腿桥形支撑运动

动作要点：

- 仰卧屈膝，膝盖分开与髋关节同宽；
- 两臂置于身体两侧，掌心向下；
- 从臀部—腰部—背部一节节抬起身体，使其呈一直线；
- 抬起左腿并伸直；
- 放下左腿，从背部—腰部—臀部一节节放下身体，返回原位；
- 右腿重复此动作；
- 10 次为 1 组，做 2 ～ 3 组。

侧平板抬升运动

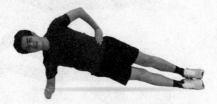

图 2-37　侧平板抬升运动

动作要点：

- 侧躺在垫子上，用手肘撑起上半身；
- 单脚蹬地，收紧腹部和臀部；
- 向上抬起臀部，使头、肩、背、腰、臀、腿呈一直线；
- 放下臀部，返回原位；
- 10 次为一组，做 2 ～ 3 组。

注意，若感觉该动作难度过大，会加重症状，可以改为屈膝进行侧平板抬升运动。

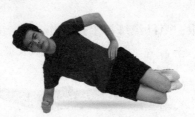

图 2-38　侧平板屈膝抬升运动

超人式强化运动

对于腰椎生理曲度变直的朋友，可以多做一点这个后伸运动，帮助恢复生理曲度。但是对于腰椎滑脱的朋友，这个动作有可能加重滑脱，应避免。

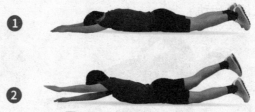

图 2-39　超人式强化运动

动作要点：

- 俯卧，膝盖分开与髋关节同宽；
- 两臂向前伸直，掌心向下；
- 收缩深层肌肉，背部发力，抬起左手右腿；
- 慢慢放下左手右腿，返回起始位置；
- 右手左腿重复以上动作；
- 10 次为一组，做 2 ～ 3 组。

注意：如果疼痛度较高，可减少用力和保持时间，并在中间稍作休息。

增加难度版：当已经练习上述动作一周，可通过以下变化增加难度。

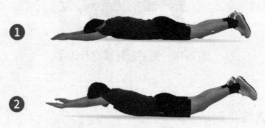

图 2-40　超人式强化运动增强版

动作要点:

■ 俯卧, 膝盖分开与髋关节同宽;

■ 两臂向前伸直, 掌心向下;

■ 手臂尽量向前伸展, 腿部尽量向后拉伸;

■ 同时抬起双臂与双腿, 并尽量伸展;

■ 保持 5 秒;

■ 慢慢放下四肢, 返回起始位置;

■ 10 次为一组, 做 2 ～ 3 组。

腰部旋转运动

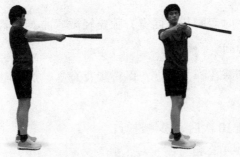

图 2-41　腰部旋转运动

动作要点:

■ 站立时双脚与肩同宽, 膝盖轻微弯曲, 两侧肩胛骨微微
向中间夹;

■ 保持伸直的手臂姿势 (肘部伸展), 同时抓住弹力带;

■ 保持手臂在胸前伸展, 抵抗阻力向右侧旋转;

■ 换侧重复以上动作;

■ 10 次为一组, 做 2 ～ 3 组。

注意: 骨盆在运动时必须保持稳定。

高尔夫旋转运动

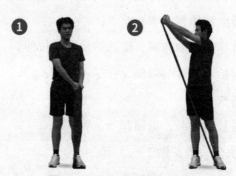

图 2-42　高尔夫旋转运动

动作要点：

- 站立时双脚与肩同宽，膝盖轻微弯曲，两侧肩胛骨微微向中间夹；
- 左脚踩在弹力带上，保持腰背直立，抵抗阻力向右上方旋转；
- 重复 10 次后，换侧进行；
- 10 次为一组，做 2～3 组。

注意：骨盆在运动时必须保持稳定。

　　当保持骨盆的稳定时，这种带有阻力、动态的躯干模式会进一步挑战具有旋转运动模式的核心。因为它要求腹部微微收紧，腰背部直立，可以避免对脊柱产生不必要的扭转压力。

肌肉强化的三原则

　　"矩不正，不可为方；规不正，不可为圆。"要使你的肌肉强化运动科学有效，乱练一通是不行的。没有科学的规则指导，胡乱锻炼有加剧症状的风险。所以，为了肌肉强化运动行之有效，腰突症的朋友需要认识肌肉强化的"三大原则"。

超负荷原则

强化肌肉，就必须施加超过肌肉新陈代谢能力的负荷，也就是说需要挑战自己的一般限度。注意，并不是挑战极限。

例如，当你已经可以轻易完成 30 秒的平板支撑，那么下一步可以挑战 40 秒的平板支撑。相反，如果你在适应现有肌肉强度后，选择维持现有的训练强度，你的肌肉力量、耐力与控制协调能力等将会维持现状不会再增加。

因此，建议大家在进行上述强化运动时，如果已经可以很轻易地完成一个动作，不妨挑战自己的一般限度，通过增加阻力（更换阻力更大的弹力带）、重复次数（每组 10 次增加为每组 15 次）、持续时间（需要保持 10 秒的动作可以增加为保持 15 秒）等增加运动强度。

特异性原则

即根据运动的目的制定专门的运动方案。不同的运动方式带来的运动效果是不一样的。如果你希望增加的是肌肉力量，那么更加需要注重运动阻力的逐渐增加，而不是运动次数的增加。如果你希望增加的是肌肉耐力，那么更加需要增加运动次数，比如低负荷多重复的运动，在最大阻力下尽可能多地重复运动。如果你希望锻炼的是深层肌肉，那么运动的速度不能太快。

建议大家从自身需求出发，不要盲目运动，否则不但浪费时间，而且也没有太大的效果。

可逆性原则

即运动产生的效果是短暂的。意思是如果为了快速康复而在一段时间内积极运动，但是当症状缓解后又停止了运动锻炼，那么之前锻炼的肌肉力量与耐力是会逐渐下降的。通常，在停止抗阻运动后 1 或 2 个星期内，肌肉力量与耐力就会开始出现下降。当这些肌肉强化的效果消失，症状有可能复发。

因而，建议当症状基本消失后，虽然可以不用每天都运动，但是可以保持每周或隔周 150 分钟的运动量。

第三节　增加柔韧性：肌肉拉伸运动

一、为什么需要训练柔韧性？

柔韧性，是指一个特定的关节、多关节或一组肌肉群的活动范围。腰突后，由于疼痛或者害怕疼痛，我们可能会逐步减少腰部活动。这会让关节和肌肉变得僵硬起来，让腰部的柔韧性下降。

如果长期处于柔韧性下降的状态，我们的大脑会习惯这种状态，渐渐地会把它当成正常的状态。当大脑认为"柔韧性下降"才是正常状态时，同时它会认为"正常的柔韧性"是一种错误的、不正常的状态。此时，如果你稍微增大活动范围，大脑会直接把它判断为不正常的状态，然后发出"疼痛"的信号去警告你不要继续运动。这样，我们就会因为疼痛而减少运动，让柔韧性进一步下降，进入"疼痛—柔韧性下降—疼痛"的恶性循环。比如，对于长期不弯腰的人，稍稍弯腰就容易出现腰部的疼痛，而总不敢弯腰会导致柔韧性进一步下降。

柔韧性不足除了会影响大脑，还会对神经造成刺激。长期柔韧性不足，意味着肌肉会变得十分僵硬。肌肉本身不是孤立的组织，它的附近会有神经组织，如图 2-43（A）所示。肌肉处于放松状态，附近的神经组织就不会受到太多的压力，如图 2-43（B）所示。肌肉处于收缩状态时，会开始对神经施加压力，如图 2-43（C）所示。一旦当肌肉变得僵硬，无法处于放松状态，就会变成对神经持续性施加压力。如此会对神经造成损伤，表现出麻木、疼痛、无力等症状。也就是说，臀部疼痛，大小腿后侧疼痛、麻木等症状可能是肌肉紧张所导致。这时，如果只注重强化肌肉，忽略肌肉柔韧性的训练，很有可能会出现"运动康复无效"的情况。

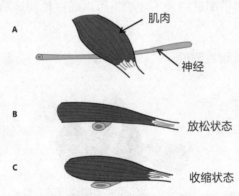

图 2-43　肌肉与神经组织的关系

柔韧性与力量也密切相关。柔韧性不足会影响肌肉力量的发挥。我们知道肌肉通过收缩的形式发力进行运动。当柔韧性不足时，肌肉能够收缩的长度会变小，导致产生的力量变小，同时增加腰椎负荷。但是柔韧性过强会影响肌肉收缩。柔韧性过强需要消耗更多的能量来保持关节的稳定，使得用于肌肉收缩的能量减少。

由上可见，我们需要有最佳的柔韧性水平。然而，由于个体的差异，关于如何确定最佳柔韧性水平是没有统一标准的。但是我们可以通过一些简单的测试判断自己的柔韧性是否不足或过多。

二、如何测试自己的柔韧性？

（一）腰部柔韧性测试

腰部柔韧性直接关系到身体的活动范围，同时部分肌肉如髂腰肌的柔韧性有可能会影响到骨盆的位置。下面是腰部柔韧性测试，如果测试结果不理想，可以通过拉伸运动进行改善。

屈曲柔韧性测试

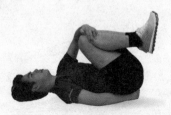

图 2-44　屈曲柔韧性测试

测试方法：

- 仰卧位，屈曲双膝；
- 一手固定膝盖，使其向胸部靠拢；
- 在此过程，需保持头部、颈部、肩部与上背部贴近地面；
- 直到腰部形成平缓的曲线，将一手放于尾骨处。

测试结果：在你的尾骨与地板之间应该有大约 4 或 5 个手

指宽度（约 7.5 ～ 10 厘米），相当于弯腰到 80°。低于该宽度意味着腰部屈曲柔韧性可能过小。

伸展柔韧性测试

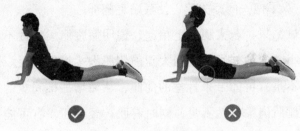

图 2-45　伸展柔韧性测试

测试方法：

■ 俯卧位，双腿伸直，与髋同宽；

■ 保持髋骨接触地面，用手撑起上半身。

测试结果：能够舒适地完全伸直手臂，相当于腰部后仰 50° 的状态。若不能完全在保持髋部都接触地面的情况下，完全伸直手臂，说明腰部后仰的柔韧性可能过小。

注意：若有腰椎滑脱，不应进行该测试。

髂腰肌柔韧性测试

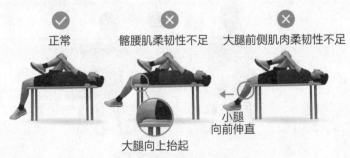

图 2-46　髂腰肌柔韧性测试

测试方法：

■ 仰卧于床边，保持大腿贴近床面屈膝 90°，并使小腿悬空在床外；

■ 双手抱一侧膝关节，使其贴近胸部。

测试结果：若大腿向上抬起，说明髂腰肌柔韧性不足。若悬空的小腿向前伸直，说明大腿前侧肌肉柔韧性不足。髂腰肌柔韧性不足有可能带来骨盆的前倾，从而增加椎间盘的压力。大腿前侧肌肉柔韧性不足，同时有股神经受压，有可能带来大腿前侧的不适感。

（二）下肢柔韧性测试

我们知道，腰突最经常压迫的坐骨神经，从臀部的梨状肌穿过，分布在大腿后侧、小腿后侧。当这些区域的肌肉柔韧性不足，会刺激到坐骨神经，加重腰突症状。下面是关于这些部位的柔韧性测试，如果测试结果不理想，可以通过拉伸运动进行改善。

臀部梨状肌测试

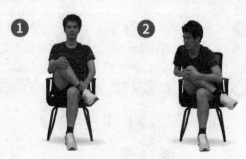

图 2-47　臀部梨状肌测试

测试方法：

- 坐于椅子上，并保持腰部直立；

- 测试腿搭在另一腿上，并保持屈膝90°；

- 一手拉着测试腿膝盖向对侧胸椎方向抬起；

- 同时，身体前倾并向测试腿一侧旋转。

测试结果：你应该能够轻松地完成整个动作。若在第二步就无法或较难把测试腿部搭在另一条腿上，说明你的臀部肌肉可能过于紧张僵硬。若在第三步与第四步中出现臀部的疼痛或下肢的麻木，说明你的梨状肌可能过于紧张，甚至有可能具有梨状肌综合征。

大腿后侧肌肉测试

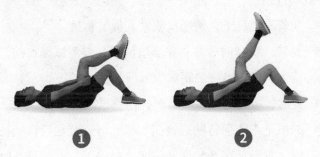

图 2-48　大腿后侧肌肉测试

测试方法：

- 仰卧位，双脚屈膝90°，脚掌平放在地面；

- 然后双手抱起一侧大腿，使大腿与地面呈90°；

- 保持臀部不要离开地面，并尽量伸直膝关节。

测试结果：你应该可以自然伸直腿部。如果无法完全伸直或者伸直过程中出现疼痛，说明大腿后侧肌肉腘绳肌较为僵硬。

小腿后侧肌肉测试

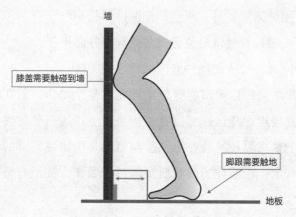

图 2-49　小腿后侧肌肉测试

测试方法：

- 准备一把尺子，请朋友或家人帮忙测量；
- 脱鞋，双脚前后站立在墙壁前面，被测试腿在前，并保持大脚趾与墙壁的距离为 6 厘米；
- 此时，慢慢弯曲膝关节，并注意足跟的位置；
- 如果足跟能保持贴近地面，那么可逐渐往后移动被测试腿，直至足跟开始离开地面之前停下，并测量此时被测试腿大脚趾到墙壁的距离。

注意：测试时，被测试腿的膝盖、臀部与第二个脚趾分别与墙壁呈直线方向。小腿肌肉柔韧性的测试结果说明如表 2-1 所示。

表 2-1　小腿肌肉柔韧性的测试结果说明表（单位：厘米）

过度僵硬	紧张僵硬	正常范围	过度柔软
<6	6～9	10～12	>12

　　如果测量结果小于 9 厘米，即说小腿肌肉柔韧性比较差，就需要增加一些小腿肌肉的柔韧性锻炼；如果测量结果位于 10 ～ 12 厘米之间，表示小腿肌肉的柔韧性是比较好的；如果超过 12 厘米，表示小腿肌肉过于柔软，可能会影响到你的踝关节稳定性，需要加入小腿的力量性训练。

三、如何增加身体的柔韧性？

　　如果以上测试结果不理想，也不必过于担心。因为我们可以通过拉伸动作增加柔韧性。拉伸是用主动或者被动的方法将人体的软组织拉长，并且维持一段时间来感受软组织张力。拉伸可分为静态拉伸和动态拉伸。下面是腰部拉伸运动和下肢肌肉拉伸运动的具体方法。

（一）腰部拉伸运动

　　腰部屈曲拉伸

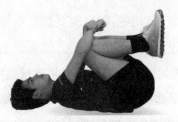

图 2-50　腰部屈曲拉伸

动作要点：

- 仰卧在垫子上，双腿双脚并拢；
- 屈膝，双手抱膝，头部尽量向膝盖靠拢，使颈部到背部的脊椎有拉伸感；

■ 保持该动作 10 ～ 30 秒，返回原位。

注意：如果疼痛度较高，可减小动作幅度与缩短保持时间，或者通过以下方式降低难度。可以变为仅抱双腿，不抬起头部，或者仅抱一条腿，不抬起头部。

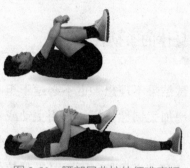

图 2-51　腰部屈曲拉伸低难度版

有些人可能会有疑问，这不是弯腰的动作吗？这样不会对椎间盘突出造成进一步损伤吗？

这个问题的潜在意思是腰突就要杜绝弯腰动作。事实上，椎间盘没有我们想象中的那么脆弱。如果你永远都不弯腰，会逐步让我们腰部柔韧性减小，反而容易出现肌肉关节僵硬感。

上述的腰部屈曲拉伸动作，是一个通过腿部屈曲带动腰椎伸展的拉伸运动。此动作是仰卧进行拉伸，腰部受到的压力较小，这会比直接弯腰拉伸更加安全可控。对于腰部僵硬，尤其是向前弯腰受限或椎管狭窄，它既可以伸展腰部肌肉，也可以增加椎管容积缓解椎管狭窄的症状。当然，如果在做这个动作时出现腰突症状，说明可能会对神经造成刺激，那就需要减小动作幅度与缩短保持时间，或暂时停止该动作。

腰部旋转拉伸

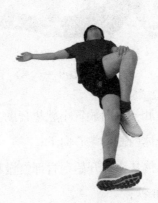

图 2-52　腰部旋转拉伸

动作要点：

- 平躺，右腿屈膝，并把右脚跨过左腿，置于左膝外侧；
- 左手放在右腿的膝盖处，右手伸直平放于地面；
- 保持上半身不动，右侧肩膀不要离开地面；
- 左手将右腿膝盖往地面方向压，同时保持骨盆不动；
- 感觉到腰部、臀部的肌肉有拉伸感，保持 10～30 秒，返回起始位置；
- 换另外一边重复上述动作。

注意：如果疼痛度较高，可减小动作幅度与缩短保持时间，或者降低动作难度。降低此动作难度的方法是换成仰卧位，用腿部带动腰部，像钟摆一样左右小幅度缓慢摆动。

腰部后仰拉伸

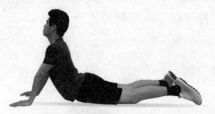

图 2-53　腰部后仰拉伸

动作要点：

- 俯卧，可在肚子下面放置小软垫帮助支撑身体；
- 两臂置于身体两侧，掌心向下；
- 用手支撑身体从头部开始到臀部慢慢将身体抬离地面；
- 保持支撑 10 秒；
- 从臀部到头部慢慢逐节将身体放下归还原位。

注意：如果疼痛度较高，可降低抬起幅度，并在动作之间进行休息。降低抬起幅度的方法，可以把全手支撑改为屈肘支撑，或者仅仅趴着，抬起头部看向天花板。

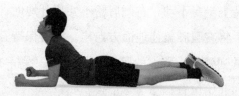

图 2-54　腰部后仰拉伸低难度版

如果有腰椎滑脱，不可进行该动作。

　　听说向后弯腰能够促使腰突回纳，这个动作是不是这样呢？

某种程度上说，是可以的。腰椎间盘的突出物质髓核，大部分由水分组成，具有随腰椎负重而移动的特点。

如图 2-55 所示，当我们向后弯腰时，由于腰椎间盘后侧的压力增加，会促使突出物髓核向前移动。这样会减少椎间盘对后侧神经的刺激，从而缓解症状。相反，当我们向前弯腰时，在椎间盘压力的变化下，会促使突出物质髓核向后移动，有可能加重症状。因此，我们会发现，通过做这个动作感觉腰突症状得到缓解，但是停止该动作后很快就出现症状了。

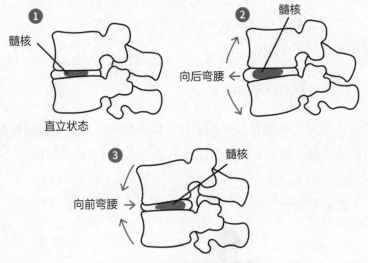

图 2-55 椎间盘髓核运动情况

髂腰肌拉伸

动作要点：

- 单膝跪地，两膝均弯曲呈 90°；

- 直立上半身，若不稳定，也可在右侧放置凳子做支撑；

- 重心前移直到臀部有拉伸感；

- 保持该动作 30 秒，放松身体返回原位；

■ 换腿重复以上动作。

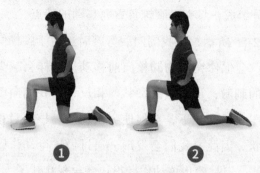

图 2-56　髂腰肌拉伸

注意：如果疼痛度较高，可减少用力和缩短保持时间，并在动作之间稍作休息。

（二）下肢肌肉拉伸运动

由于每个人的情况都不一样，以下拉伸运动，可以只拉伸有症状的腿。如果双腿柔韧性均不足，可进行双腿的拉伸。

梨状肌拉伸

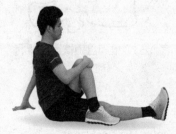

图 2-57　梨状肌拉伸

动作要点：

■ 双腿伸直坐于地面，两臂撑在身后；

- 直立腰背部，左腿跨过右腿并屈膝；
- 右手抱膝并向右侧身体方向牵拉，感觉到左侧臀部有拉伸感；
- 保持该动作 10 ～ 30 秒，放松身体返回原位。

注意：如果疼痛度较高，可减少用力，并在动作之间稍作休息。

臀肌拉伸

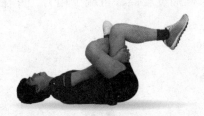

图 2-58　臀肌拉伸

动作要点：
- 坐位，右小腿搭在左腿上，并屈右膝 90°；
- 双手伸直抱着左侧大腿；
- 感觉到臀部有更深层的拉伸感，保持 10 ～ 30 秒，返回起始位置；
- 换另外一条腿重复动作。

注意：如果疼痛度较高，可减少用力，并在动作之间稍作休息。

大腿前拉伸
动作要点：
- 俯卧，右腿向后屈膝，右手抓着脚背；

- 使右腿脚跟尽可能触碰到臀部，感受到右侧大腿前面的肌肉有拉伸感；
- 保持 10 ～ 30 秒，返回起始位置。

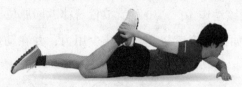

图 2-59　大腿前拉伸

注意：如果疼痛度较高，可减少用力，并在动作之间稍作休息。

大腿后拉伸

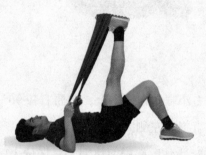

图 2-60　大腿后拉伸

动作要点：

- 仰卧屈膝，放松肩膀，使用弹力带钩住右脚底；
- 拉紧弹力带并向上抬起右脚，感到右大腿后侧有拉伸感即可；
- 保持呼吸并维持拉伸 10 ～ 30 秒；
- 慢慢将左腿放回地面。

注意：

（1）弹力带可用围巾代替。

（2）如果疼痛度较高，可降低抬腿高度和缩短动作保持时间，并在动作之间稍作休息。

（3）对于部分神经敏感或腿部十分僵硬的人来说，可能稍稍抬腿就会出现腰突的症状。此时，我们可以改进这个动作。

- 坐位，把网球放在一侧大腿后疼痛处，身体轻轻往下压；
- 保持该压力缓慢让腿部向前伸直；
- 伸直屈膝 10 次后，把球放在大腿后侧的其他位置，重复以上动作。

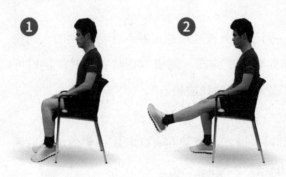

图 2-61 大腿后拉伸低难度版

小腿后拉伸

动作要点：

- 两腿保持前后站立；
- 前腿屈膝，身体往前倾拉伸后腿，直到后腿小腿肚有拉伸感；
- 保持拉伸姿势 10 ～ 30 秒。

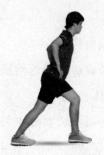

图 2-62　小腿后拉伸

注意：

（1）后腿脚跟不可离地。

（2）如果疼痛度较高，可减少用力，并在动作之间稍作休息。

（3）对于部分神经敏感或腿部十分僵硬的人来说，可能稍稍一拉伸就会出现腿麻、腿痛等症状。此时，我们可以先停止该动作，改为使用网球放松。

方法一：

- 仰卧位，把网球放在有症状那一侧的小腿后面，身体用力轻轻往下压；
- 保持该动作 10 秒后放松，如图 2-63 中的图 1 所示；
- 再把网球放在小腿后侧其他位置，重复以上动作；
- 网球也可用筋膜球代替。

方法二：

- 仰卧位，把网球放在有症状那一侧的小腿后面，身体用力轻轻往下压；
- 保持压力前后摆动脚踝，使脚尖指向正前方或指向天花板，如图 2-63 中的图 2 和图 3 所示。

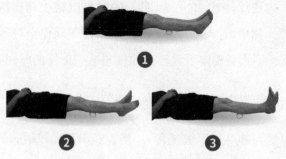

图 2-63　小腿后侧网球放松运动

四、关于肌肉拉伸的常见问题

（一）痛感 = 拉伸感？

痛感不等于拉伸感。如果你在拉伸时，出现该处肌肉的疼痛，那么有可能是拉伸过度，或是该处肌肉有问题。拉伸时有轻度拉伸感即可。

（二）拉伸时，每个动作维持越久越好吗？

不是的。拉伸时，最好不要超过 30 秒。由于肌肉是弹性组织，即使拉伸保持超过 30 秒以上，拉伸结束后肌肉会返回正常的长度。而且肌肉最长的长度是有限定的，拉伸保持 5 分钟不见得会比拉伸保持 30 秒让肌肉放松得更多。拉伸保持时间过长反而会浪费时间。

拉伸的保持时间与重复次数取决于当前的状态。如果拉伸感较强烈，建议保持在 5 ~ 10 秒，但可以增加动作次数达到良好的拉伸效果，如可增加到一天 3 组，每组 10 次。如果拉伸感较轻微，建议保持在 20 ～ 30 秒。同时可以减少动作次数避免过度拉伸，如可减少为一天 4 次。如果拉伸动作会导致症状出现或加重，那么需要降低动作的幅度与缩短保持的时间。

（三）一拉伸就出现腿痛、腿麻，该怎么办？

这可能与神经过于敏感有关。当神经出现比较敏感的情况，轻度的刺激就会很容易引起神经的症状。对于这种情况，我们可以通过以下方式缓解：

- 降低拉伸的幅度与缩短保持时间。
- 暂停拉伸，改成使用网球放松，如上述大腿小腿的网球放松方式。
- 暂停拉伸，改成神经伸展运动，降低神经敏感性。

第四节　降低敏感性：神经伸展运动

一、神经敏感性及其产生原因

这里的敏感性主要是指神经系统感觉异常敏感的情况。在第一章基础知识篇中，我们知道神经具有让身体感受疼痛、麻木、冷热等功能。如果出现神经异常敏感的情况，神经对外界的刺激会更加敏感，通常表现出异常性疼痛与痛觉过敏两个特点。

异常性疼痛是指在正常情况下不会引起疼痛的刺激，反而引起了疼痛。例如，当坐骨神经异常敏感时，用手简单触摸或轻轻按压坐骨神经支配的区域（臀部、大小腿后外侧），就会引起疼痛。在这种情况下，由于神经处于异常敏感的状态，大脑原本应该发出的触摸的感觉，会改变成为疼痛的感觉。

痛觉过敏是指原本应该是轻度的疼痛感被放大。例如，当坐骨神经异常敏感时，用手拍打左右两侧的臀部时，疼痛侧的疼痛感会更加明显。这是因为神经异常敏感把疼痛的感觉放大了。

那么是什么造成了神经敏感呢？对于腰突的患者，神经敏感性的增加往往会与**椎间盘突出压迫神经或肌肉过于紧张、柔韧性不足，让神经长期受到压力等刺激有关**。

神经与肌肉一样，在受到压力时，可以通过向两边延伸变形缓冲压力，并且会启动自我保护机制。也就是说，为了避免压力进一步增加而造成损伤，会对接下来的压力变化变得更加敏感。最直观的比喻是，在你没有腰突前，可能进行弯腰跳跃等正常的活动，但是在出现腰突后，你会对腰椎压力的增加非常敏感，稍稍弯腰或咳嗽就有可能表现出明显的腰痛腿麻等症状。

如果不加以解决而让神经长期处于异常敏感状态，很有可能导致慢性疼痛，让腰突症状一直持续，不能好转。如果尝试过多种运动方法（包括强化运动与拉伸运动）仍旧无法好转，不妨尝试后续的神经拉伸运动，降低异常的敏感性。

二、如何降低神经异常敏感性？

在进行神经拉伸运动前，我们需要简单了解一下原理，这对正确进行神经拉伸运动非常重要。

由上述内容可知，腰突的神经敏感性与神经长期受到压力有关。因而，降低神经异常敏感性，就需要减轻神经的压力。

人体的神经系统有两个重要的特性。神经系统的第一个特性是可活动的。如图 2-64 所示，当我们在进行关节活动时，神经会跟着活动。神经系统的第二个特性是连续性。神经从大脑开始，经由脊髓，一直连续延展到我们的四肢。这样大脑能够全面收集人体各个部位的信息，并及时给出反馈，同时这也意味着神经是会相互影响的。所以，在神经活动的过程中，神经受到的压力能够经由整个神经系统消散，从而缓解腰突症状。有研究证明，神经的活动能够有效缓解下肢放射性疼痛。[3]

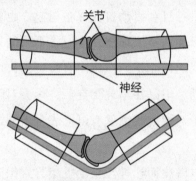

图 2-64　神经活动与关节活动的关系

在神经活动的过程中，不仅能够减轻神经压力，还会产生其他的影响。根据神经动力学的理论，神经在活动的过程中能够获取更多的营养物质与氧气，促进神经的恢复。当神经长时间受到压迫，会同时限制神经的血流，让神经难以从血流中获取充足的氧气。我们知道，神经组织虽然只占身体重量的 2%，却会消耗身体 20% 的氧气，这说明神经是非常需要氧气的。如果神经不能获得充足的氧气，处于缺氧的神经会产生麻木疼痛的症状。最为常见的例子，我们中午趴在桌子上睡觉，双手交叉支撑头部，醒来的时候由于神经长时间受到挤压而开始缺氧，很容易出现双手的麻木刺痛感。但是在活动关节后，麻木刺痛的感觉会很快消失。另外，神经的活动还具有预防或改善急性损伤、术后的神经粘连与减轻神经水肿的作用。在神经的活动过程中，可以减轻神经与周围组织的粘连，有助于排出液体减轻水肿。

那么我们应该怎么通过活动神经降低敏感性呢？

神经的活动大致可以分为两类，如图 2-65 所示，一是滑动活动，二是张力活动。以绳子为例，把绳子放入水管后，如果我们在水管的两端往返拉动，绳子会向两边来回滑动。如果我们分别在水管的两端向外侧使劲，绳子会向两边伸展，并且会产生更多的张力。

神经的滑动活动，可通过神经的前后活动避免神经粘连，同时让神经的压力通过神经系统消散，降低神经敏感性。神经的张力活动，可通过牵拉神经让其向两边延伸，既可以改变神经受力的情况，又能让神经重新适应压力，降低神经敏感性。

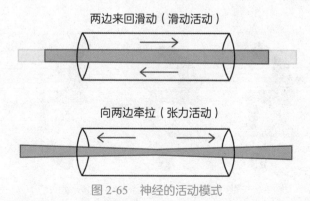

图 2-65　神经的活动模式

对于急性期或神经十分敏感的朋友，推荐以神经滑动活动为主，先降低神经敏感性。在症状缓解后，可尝试神经的张力活动，改变神经受力情况。对于恢复期，神经没有那么敏感的朋友，推荐神经的张力活动为主，让神经适应压力。这样，在日常的活动中，可以减少因压力增加导致症状加重的情况出现。

需要注意的是，神经过度的滑动或者施加张力，反而会增加神经的敏感性。所以，我们后续的所有运动要求每次进行不可超过 10 次。

三、常见的神经伸展运动

在腰突症中，比较容易受影响的神经是坐骨神经与股神经。下面主要介绍这两个神经的神经伸展运动。坐骨神经伸展运动适合于臀部、大小腿后外侧疼痛麻木，股神经伸展运动适合于大腿前侧的疼痛麻木。

（一）坐位坐骨神经伸展运动

神经滑动活动

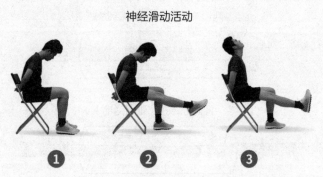

图 2-66　坐位坐骨神经伸展运动（神经滑动活动）

神经张力活动

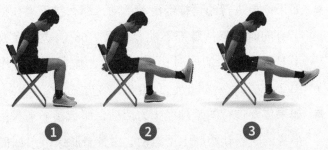

图 2-67　坐位坐骨神经伸展运动（神经张力活动）

动作要点：

■ 端坐椅子上，双手握住并置于背后；

■ 尽量向前低头弯腰，伸直疼痛的腿，保持大腿和小腿伸直不动；

■ 如果进行的是神经滑动活动，就在抬头的同时让脚尖朝向天花板，然后低头的同时让脚尖正对前方，如此重复10次；

■ 如果进行的是神经张力活动，维持低头的姿势，只做脚踝的前后摆动，如此上下摆动10次。

注意：此运动为神经拉伸运动，不可过度拉伸，每次拉伸不可超过10次。如果做这个动作有发麻、剧烈疼痛的症状出现，就说明需要减轻这个动作的难度，例如减轻脚踝的摆动幅度。如果这样还有症状的话，可以把踝关节的摆动改成膝关节的屈伸。

（二）俯卧股神经伸展运动

动作要点：

■ 俯卧，膝盖分开与髋同宽；

- 双手置于头部两侧，掌心向下；
- 如果你要进行的是神经滑动活动，那么接下来在抬起上半身的时候保持腿部不动，如图2-68（1）；在放下上半身返回原位的同时让小腿向上，做屈膝的动作，如图2-68（2）；如此重复10次；
- 如果你要进行的是神经张力活动，那么接下来在抬起上半身的时候让小腿上下运动，做伸直膝关节与屈曲膝关节的往返活动，如此重复10次。

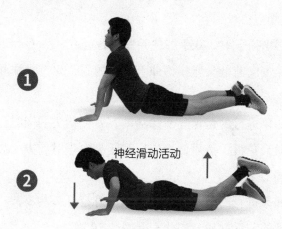

图2-68　俯卧股神经伸展运动

注意：做此运动时抬升及放下速度要均匀。同时，因为此运动为神经拉伸运动，因此不可过度拉伸，每次拉伸不可超过10次。如果腿部出现剧烈疼痛则避免抬头；疼痛度较高，可在动作之间稍作休息。如果有严重的腰椎滑脱，需避免该动作或把抬起上半身改为抬起头部。

四、关于神经拉伸的常见问题

（一）拉伸中或拉伸后症状加重，该怎么办？

对于神经比较敏感的人来说，拉伸中或拉伸后出现症状加重，只要症状不会持续到第二天，是比较正常的。对于这种情况，建议减少动作难度。例如：

- 如果是神经张力活动的拉伸方法，可以改为神经滑动拉伸；
- 如果是神经滑动拉伸，可以减小动作幅度，如坐骨神经拉伸，可以减少屈伸脚踝的幅度。

（二）没有出现腿部的疼痛或麻木，还要拉伸吗？

可以不用进行。这项拉伸运动主要是针对神经受压导致下肢疼痛或神经过于敏感的问题。若没有腿部症状，也可以不用拉伸。

第五节　存在下列问题，如何调整运动方案

很多时候，腰突的同时往往会伴随着其他问题，如椎体滑脱、腰肌劳损、椎管狭窄等。那么这时的突友能不能进行运动康复？下面介绍如何通过运动康复缓解症状及运动方案的调整。

一、腰椎椎体滑脱

腰椎椎体滑脱，又称腰椎滑脱，主要指相邻两个椎体发生

向前或向后的相对位移，但以椎体向前移动居多。对于轻度到中度的腰椎滑脱的朋友，运动康复具有缓解疼痛和改善活动功能的作用。[4]

（一）运动康复的重点

腰椎滑脱会破坏腰椎的稳定性，因而，运动方案需要重点加入腰椎深层肌肉强化运动，以增强腰椎的稳定性。有研究发现，对比常规运动（游泳、散步等），腰椎稳定性运动（深层肌肉强化运动）在缓解疼痛与恢复活动功能上的作用要大得多。[5]

人体具有神奇的自我保护机制。当我们的腰椎稳定性下降，身体为了维持稳定会让臀部与大腿后侧的肌肉发挥更多的力量收缩，这很容易造成臀部与大腿后侧的肌肉僵硬紧绷。臀部与大腿后侧肌肉长期紧绷，会改变骨盆状态，影响下肢的运动模式，反而会加重腰椎的压力，形成一个恶性循环，如图 2-69 所示。因而，腰椎滑脱的运动方案尤其需要加入臀部与大腿后侧的拉伸运动。

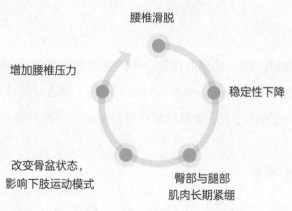

图 2-69　腰椎滑脱的恶性循环图

另外，我们还可以从力学的角度出发，给腰椎向前滑脱进行针对性的运动康复锻炼，其中比较常见的是仰卧腰部屈曲拉伸运动与骨盆后倾运动。

仰卧腰部屈曲拉伸运动会让腰椎后侧的压力减少，一方面可以降低滑脱对后侧神经的刺激，缓解滑脱症状；另一方面在增加腰椎前侧的压力情况下，理论上可以促使向前滑脱的椎体向后移动。同理，仰卧骨盆后倾运动，可以通过骨盆的转动去带动腰椎向后移动，同样起到减少腰椎后侧压力的效果，如图 2-70 所示。

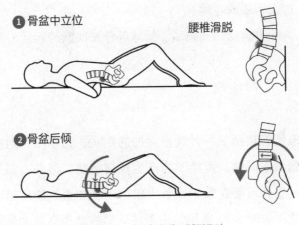

图 2-70　仰卧骨盆后倾运动

做法如下：

- 仰卧屈膝，收缩腰腹部深层肌肉；
- 控制骨盆向后旋转（也可理解为收腹，让腰部向下贴近地面的动作），如图 2-70（2）所示；
- 保持 5 ～ 10 秒，返回原位；
- 每天 3 组，每组 10 次。

由于个体存在差异，对于部分人来说，这两个运动有可能会加重症状。若症状加重，可以通过降低运动幅度与缩短时间去减轻症状。若仍然加重，可暂停该运动。

（二）需特别避开的运动

当腰椎存在滑脱时，脊柱会变得不稳定，更加脆弱。因此，我们需要注意避免一些容易加重滑脱的运动。常见的运动主要有：

- 举重，特别是动作不正确的举重，如弯腰举重；
- 过度转腰或弯腰；
- 高冲击运动，如跑步、篮球等涉及跳跃的运动。

二、腰椎椎管狭窄

腰椎椎管狭窄是一种缓慢发展的疾病，初期没有对神经造成任何刺激的时候，可能不会产生任何症状。但是，如果不加以管理，它有可能在数年或数十年内逐步加重。进行运动康复时应注意：如图 2-71 所示，由于向后仰的动作会减少椎管容积加重狭窄，而向前弯腰的动作可以帮助增加椎管容积，大多数腰椎管狭窄的朋友会在向前弯腰的状态下更加舒适。因而，在开始运动康复时，我们可以优先考虑加入安全系数较高的前弯腰动作缓解症状，如腰部屈曲拉伸运动。

造成腰椎椎管狭窄的原因有很多，主要可分为先天发育与后天退变两大类。后天退变的原因既可以是椎间盘突出向后挤压椎管，也可以是构成椎管的黄韧带变厚导致椎管容积减小，

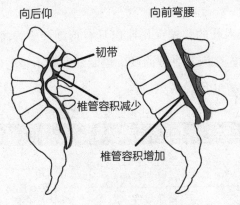

向后仰　　　　　　　向前弯腰

韧带

椎管容积减少

椎管容积增加

图 2-71　腰椎运动与椎管容积的关系

出现椎管狭窄。原因不同，运动方案自然也不一样。腰椎间盘突出导致的椎管狭窄，可以适当进行后伸展的运动。对于腰椎间盘突出，腰部向后伸展可以增加椎间盘后侧的压力，起到促使突出物前移的作用。突出物前移，可以减少对后侧椎管的挤压，有利于增加腰椎椎管容积，缓解椎管狭窄的症状。这一类运动可以参考腰部后仰拉伸运动。

三、腰椎生理曲度变直

通常情况下，恢复腰椎生理曲度的运动包括腰部后仰、肌肉放松、深层肌肉强化三类运动。

腰部后仰运动是最直接的增加腰椎前凸，恢复生理曲度的动作。但腰椎生理曲度变直会伴有肌肉紧张痉挛、关节活动度降低等情况。这些紧张的肌肉会对腰椎造成牵拉，影响恢复正常的生理曲度。因而，对于恢复腰椎生理曲度，除了进行一些腰部后仰的运动外，还需要放松紧张的肌肉，减少肌肉紧张对腰椎的牵拉。

另外，强壮的腰椎深层肌肉具有帮助稳定腰椎、维持正确姿势的作用，在恢复生理曲度中也能够发挥不错的作用。表2-2是详细的运动组合。

表 2-2　腰椎生理曲度变直的运动组合

后仰运动	肌肉放松运动	深层肌肉强化运动
腰部后仰拉伸	腰部屈曲拉伸	见本章第二节
	髂腰肌拉伸	
超人式强化运动	臀肌拉伸	
	大腿后拉伸	

四、腰椎小关节退行性变

腰椎小关节的功能是引导腰椎活动，限制腰椎过度旋转与过度前弯腰。当腰椎小关节发生退行性变时，它有可能导致两种截然不同的结果：一是无法引导腰椎顺畅活动，反而过度限制腰椎活动，导致腰椎活动受限；二是无法限制腰椎过度活动，使得腰椎稳定性下降，甚至有可能导致腰椎滑脱。

这两个不同的结果，会让运动方案侧重点变得不一样。

对于活动受限，我们首先是缓解受限，恢复正常的活动。也就是说，需要进行较多的柔韧性训练。由于腰部后仰拉伸运动会让小关节受到较多的压力（如图2-72所示），在初期我们通常偏向选择进行腰部屈曲拉伸运动。

对于腰椎失稳，我们首先是增加腰椎的稳定性。因而，在初期需要重点进行腰椎深层肌肉强化运动，而非柔韧性训练加剧腰椎不稳。

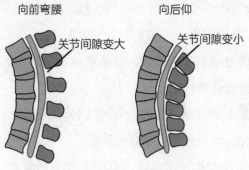

向前弯腰　　　　　　向后仰

关节间隙变大　　　关节间隙变小

图 2-72　腰部活动与关节间隙的关系

五、骨盆前倾

骨盆前倾，简单理解就是骨盆前部下降，骨盆后部抬高。它的出现通常是与肌肉间的不平衡有关。如图 2-73 所示，腰椎前方髂腰肌、大腿前侧的股直肌与腰椎后侧的竖脊肌过度紧张，让骨盆前部向前转动。

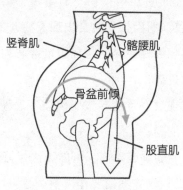

竖脊肌　　　　　髂腰肌

骨盆前倾

股直肌

图 2-73　骨盆前倾

同时，如果腹部前方的肌肉、骨盆后方的臀部肌肉与大腿后侧的腘绳肌力量下降，无法提供足够拉力平衡骨盆前倾的力量，就很容易造成长期的骨盆前倾状态。

因而，运动方案上，通常会分为以下几类：

- 舒展过度紧张的肌肉，如腰部屈曲拉伸、髂腰肌拉伸与大腿前拉伸运动；
- 强化力量下降的肌肉，如深层肌肉强化运动、臀部肌肉强化运动与大腿后抬升运动；
- 日常活动中，让大脑记住随时控制保持骨盆在中立位置。长期骨盆前倾状态，容易让骨盆忘记什么才是正确的位置。我们需要学习如何控制保持骨盆处于中立位。如果不能有意识地控制骨盆。无论这些运动做了多少，效果也是有限的。

六、腰肌劳损

腰肌劳损，是一种肌肉损伤，通常由于腰部肌肉的过度使用或过度伸展导致。肌肉损伤时会出现炎症，带来以下变化：

- 当炎症影响到神经时，腰痛可能会辐射到臀部，但通常不会影响腿部；
- 炎症的出现会有可能导致肌肉痉挛僵硬，从而影响到自己的活动范围；
- 由于上述的僵硬或疼痛，可能无法保持正常的姿势。

因而，我们的运动方案需要作以下调整：

- 对于疼痛强烈的朋友，短时间内卧床休息是可以的。但通常为 1 ~ 3 天。因为长时间的卧床休息会导致肌肉力量的下降，有可能加重肌肉僵硬，反而加重不适；

- 对于疼痛较轻的朋友，建议在疼痛可忍受范围内适当运动。运动能够加速血液循环，促进炎症的消散，如骑固定自行车、游泳、散步等有氧运动。在初期，可从低强度的深层肌肉强化运动与臀部肌肉强化运动开始。这些运动有利于减轻腰椎的负担，促进损伤部位的恢复。针对肌肉僵硬、活动范围受限的情况，可适当加入柔韧性拉伸运动，但是不能过度拉伸，轻微拉伸感即可。因为腰肌劳损的肌肉会比较脆弱，过度的拉伸容易拉伤肌肉；
- 学习科学的护腰知识，如搬重物的姿势、坐立或站立的姿势等。正确的姿势有利于减轻腰部肌肉负担，降低复发的概率。

同时存在上述多个问题，该怎么办？

这种情况，最好在康复治疗师的指导下进行运动。存在多个问题意味着造成症状的原因可能会有多个，运动不当更容易加重症状。为了避免运动后的症状加重，我们需要在详细的评估后制订方案。

第六节　运动康复VS长期卧床

一、长期卧床的利弊

连续 2 周卧床休息，连续 2 个月卧床休息，这是很多突友都做过或者正在做的事情，但是对于长期卧床休息的利弊，你知道多少呢？

适当的卧床休息适用于症状特别严重的突友，例如剧烈的腰部和腿部疼痛、下肢无力等。适当的卧床休息可以减少日常活动产生的压力刺激腰椎神经根，加重腰突症状。但是不建议长期卧床休息，因为长期卧床存在以下弊端。

1）影响椎间盘营养吸收，不利于康复

椎间盘的营养主要依靠血管的扩散作用获得。由于髓核的亲水性，椎间盘能够在压力的变化下吸收和排出水分，完成营养物质的吸收扩散与椎间盘代谢废物的排放，这是椎间盘主要的营养来源。由于吸水（获取营养）与排水（代谢废物）的过程在压力变化中发生，如果选择长期卧床，缺乏运动，那么椎间盘缺少压力的变化，就难以完成椎间盘的营养吸收和代谢物排放。这就有可能影响椎间盘营养吸收，减慢康复进程。

2）肌肉萎缩，肌肉力量和耐力下降

肌肉收缩产生运动，而长期卧床缺乏运动，肌肉就长期处于相对静止的状态。没有积极收缩的肌肉，肌肉力量以每周约12%的速度快速下降。绝对卧床休息3～5周之后，正常肌肉力量几乎会下降50%。

3）长期卧床休息会导致肌肉、关节、韧带和肌腱发生挛缩

挛缩是指负责身体运动的相关肌肉、关节、韧带和肌腱等组织的活动范围减少和受限。即便是日常的8小时睡眠，也有可能会导致你在起床时出现腰背肌肉僵硬等情况，这时只要练习一些简单的腰背拉伸运动即可缓解。而长期的卧床休息缺乏运动，肌肉的收缩减少，会导致肌肉和关节等组织发生更加严

重的挛缩。

4）长期的卧床休息缺乏运动可能会导致骨质疏松症

因为骨骼生长和骨密度取决于施加在骨上的力，而关节软骨主要依靠承受压力来进行营养物质交换，如果关节长期不承受压力，关节软骨便会营养不良，从而造成软骨变性和关节功能障碍。卧床静养时，对腰椎的外力作用急剧减少，其骨关节将会营养不良，骨骼生长放缓，骨密度会下降，容易导致骨质疏松。

5）长期卧床引起褥疮

长期卧床会使背部、腰骶部等部位的皮肤长期受压。皮肤下的毛细血管在骨骼和床垫之间被长期压缩，导致皮肤下的淋巴和毛细血管受损形成缺血性病变，又称压力性溃疡，即褥疮。持续性的压力会导致皮下组织缺血和坏死，受压的时间越长，产生褥疮的可能性就越大。

6）长期卧床休息可能会损坏自尊心和身体形象

长期卧床休息，由于疏于打理，个人形象一落千丈。卧床休息的空闲时间太多，容易胡思乱想，以往积极的心态慢慢被消磨。疼痛的折磨、失业、越来越依赖家人等导致自尊心受损。

7）长期卧床休息容易导致营养不良和便秘

长期的绝对卧床休息，可能会引起肠黏膜和腺体发生萎缩，从而降低营养的吸收率。另外，由于肠道的蠕动减少，腹部和盆底肌的力量变弱，可能会引起便秘。

二、何时适合开始运动

在腰突急性期，一般建议突友卧床休息不超过 1 个星期。

有研究指出，3 天和 7 天的卧床休息所改善的腰痛疼痛度和身体功能的效果是相似的。[6] 所以，考虑到长期卧床对身体的各种不良影响，突友应尽量限制自己的卧床时间。

如果一定要给出一个可以开始运动康复的时间，通常建议你在疼痛可承受的范围内活动或运动。

有研究指出，在疼痛可承受的范围内进行腰背伸展运动和持续的普通活动有利于缩短腰痛急性期的疼痛时间、减轻疼痛程度、增加腰部活动范围和活动能力。[7] 也就是说，在急性期，突友可以在疼痛能承受的范围内维持正常的日常活动。同时，也可以在疼痛可承受的范围内有针对性地开始简单的腰部康复运动。这都有利于腰突症康复。

在急性期，如果你的症状没有严重到无法下床，那么第一天就可以开始尝试一些简单的康复运动，例如仰卧骨盆转动运动，并逐步增加动作难度。

如果你的症状特别严重，应该考虑卧床休息。但在卧床期间，不应该停止所有的活动，而应在可承受的疼痛范围内做点儿动动腿、伸伸手、上厕所、尽量下床走动等轻微活动，自己能动手做的事情，绝不假手他人，尽量保证卧床期间有适当的身体活动。

第七节　术前和术后的运动康复

一般情况下，运动康复可以有效缓解腰突症状，但是有时保守治疗并不能帮助突友完全有效地缓解疼痛。这时，突友可能需要手术干预，例如突出物压迫马尾神经引起大小便失禁。但值得注意的是，即使是手术治疗，在术前和术后进行运动康复对于术后快速恢复也是非常有必要的。

一、术前和术后运动康复的益处

术后的恢复很大程度上取决于自己在手术前的健康状况和活动水平。如果在术前的肌肉力量或柔韧性等都较弱，那么它们在术后也不会立马变好。因为腰突手术主要是对破坏的椎间盘进行处理，并不会让肌肉力量、柔韧性等好起来。同理，如果肌肉在手术前就足够强壮，那么术后恢复能力将会更强。可以说，术前运动康复是为了术后能够更快地恢复，有利于缩短术后住院时间，减轻经济压力。

无论是微创手术还是开放性大手术，都是需要在身体上开孔让手术器具进入椎间盘突出位置，这就不可避免地会对椎间盘周围肌肉等组织造成损伤。这些损伤会直接影响到脊柱的稳定性，增加椎间盘的压力，减缓恢复速度。这时，或许大家可能想：我卧床休息等着肌肉恢复不就可以了吗？事实上，长期的卧床休息容易导致关节僵硬、肌力下降等情况，更不利于康复。术后进行科学的运动康复是有利于解决这些问题的。有研究证明，术后进行运动康复会更快地减少疼痛，改善活动功能障碍。[8]暂无研究说明术后康复会造成二次手术。[9] 简单来说，术后运动康复是安全有效的，能够让人更快地恢复正常工作生活。

二、如何进行术前运动康复？

对于术前康复，一般情况下建议进行为期 6 周的运动康复。若有特殊情况，如出现紧急的马尾神经症状，那么可以跳过术前康复，立刻开始手术，手术后进行弥补即可。术前康复的重点主要是强化腰部肌肉力量，加快术后的恢复能力。如存在活动受限等问题，可在康复治疗师指导下加入增加柔韧性的运动。

三、如何进行术后运动康复？

术后康复的开始时间取决于手术类型与术后的状态。有少量研究证据支持在疼痛可承受范围内，进行术后运动康复越早，康复效果越好。当然，如果有感染或出血过多等术后并发症，那么可能需要等待一段时间。虽然说术后康复是安全的，但是为了避免症状加重，早期的术后康复需要得到医生的许可，并且要在康复治疗师的监督和建议下进行。根据对腰椎的保护程度，我们可以把术后运动康复分为三个阶段：最大保护期、中度保护期与最小保护期。

1）最大保护期

康复目标：防止并发症。例如：神经根粘连、下肢肌肉萎缩、下肢深静脉血栓、压疮等。

这个阶段基本在术后 1～2 周内，重点在于防止并发症，而非强化腰部肌肉。由于长期卧床会产生肌肉萎缩、下肢深静脉血栓等风险，我们早期运动康复的第一步通常是鼓励下床行走与仰卧姿势下可进行的温和运动。通常情况下，对于微创手术，

24 小时后可下床行走；对于开放性手术，可能需要 2 ～ 3 天后下床行走。温和的运动主要是指腰部以外关节的活动，如脚跟前后滑动、短弧大腿前侧肌肉、臀部肌肉的等长收缩。

脚跟前后滑动

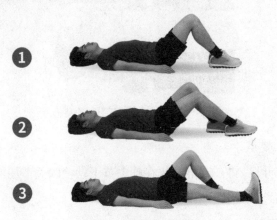

图 2-74 脚跟前后滑动

动作要点：

- 仰卧屈膝，双腿分开与髋关节同宽；
- 两臂置于身体两侧，掌心向下；
- 收腹，肩膀贴地；
- 滑动左腿脚跟直至腿部贴到地面，滑动左腿脚跟回到起始位置；
- 右腿重复动作；
- 重复 10 次。

注意：如果疼痛度较高，可在动作之间稍作休息。

短弧大腿前侧肌肉收缩

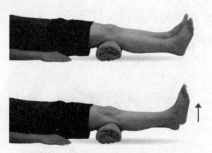

图 2-75　短弧大腿前侧肌肉收缩

动作要点：

■ 仰卧，将一毛巾卷放在膝关节下，使膝关节屈曲；

■ 做上下抬腿动作；

■ 重复 10 次。

注意：如果疼痛度较高，可在动作之间稍作休息。

臀部肌肉等长收缩

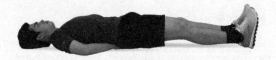

图 2-76　臀部肌肉等长收缩

动作要点：

■ 仰卧位，控制臀部肌肉收缩并保持 10 秒；

■ 可把双手放在臀部下感受臀部收缩；

■ 重复 10 次。

注意：如果疼痛度较高，可在动作之间稍作休息。

除了常规的运动康复外，建议在这个阶段或者更早（如术前），学习一些基本的康复知识，比如：

- 学习注意发炎迹象，如伤口处出现红肿热痛的现象需及时汇报。
- 学会正常的起床姿势与正确进行床上活动，如起床时最好侧卧撑起不要直接仰卧抬起上半身。
- 术后 3 个月内不要抬超过 4.5 千克（约 10 磅）的重物。除此之外，外科医生会根据手术类型，嘱咐其他动作的限制。比如，进行过椎板切除手术的，需避免腰部过度伸直。
- 对于开放性手术，尤其需要注意在手术切口完全密合前，为避免感染手术切口，需要避免淋浴。

2）中度保护期

康复目标：强化腰背部肌肉，逐步减轻症状，恢复正常腰部活动范围。

如果前一阶段的康复效果良好，未出现并发症等情况，可开始缓慢强化腰背部与臀部肌肉，具体可参考肌肉强化运动的内容。同时，建议把一些强度稍高的运动放在手术 4 周后 [10]，如剪刀腿系列运动第四阶。另外，腰突的症状不一定在手术结束后就会立刻消失。如果仍旧存在腿部麻木的情况，可根据康复治疗师的判断，适当加入神经伸展运动。但为了达到最理想的康复，必须谨遵医生嘱咐，在康复治疗师的指导下进行。

3）最小保护期

如果前几阶段恢复良好，肌肉力量、活动范围均在治疗师评估下已达标，此时可以开始腰部的功能训练。这个阶段会锻炼到比较大的肌肉群，更注重与日常生活活动影响大的核心肌肉群锻炼，像侧平板、平板支撑。另外，如果是术后 6 个月的患者，手术切口基本已经愈合，运动康复的方案跟未进行手术治疗的患者并无太大的差别。

第八节　五大征兆说明腰突在好转

　　腰突症的康复训练，是一个通过运动锻炼腰背肌肉，促进椎间盘和被压迫神经修复的过程。一般来说，肌肉的恢复期需要 3 个月，神经恢复时间则更长。所以，腰椎间盘突出的运动康复是一个需要长期坚持的锻炼。而在这个康复过程中，突友该如何自行判断腰突是否在好转呢？请看下面的 5 个场景：

　　场景 1：在运动康复前，突友 A 的症状是大腿和小腿疼痛，无腰痛。但在康复训练 3 周后，大腿和小腿的疼痛减少了，但是却出现了腰痛。这种情况是属于好转还是恶化呢？

　　答案：突友 A 的下肢疼痛减少，腰痛出现，这是腰突症的疼痛范围由分散变集中的过程，是好转的表现。

　　一般而言，腰椎间盘突出症在恶化时，症状会随着时间的增加而越来越分散，例如由腰部疼痛扩散到下肢放射性疼痛。如果腰突疼痛的范围越来越小，逐渐集中在腰部，那么是在好转中。

　　场景 2：在运动康复前，突友 B 总是在步行 15 分钟时就出现腿麻。但康复训练 3 周后，突友 B 可以步行 30 分钟才出现不适。这是好转的迹象吗？

答案：锻炼后，活动更长时间才会出现疼痛，说明腰背的肌肉力量逐步增强，使椎间盘承受的压力减少，更能适应步行时腰部的压力，说明腰突在好转。

场景 3：康复训练前，突友 C 的持续性腰痛让他非常痛苦。康复训练后，突友 C 的持续性疼痛变成间歇性疼痛。这是腰突好转吧？

答案：是的。对于腰突患者，持续性的腰痛通常是因为炎症引起的。而随着炎症的消退，疼痛的时间是会逐渐减少。所以疼痛时间缩短，是腰突逐渐好转的表现。

场景 4：康复训练前，突友 D 每天都会痛上一回。康复训练后，他的症状变成每隔一天痛一回。这是好转吗？

答案：疼痛的次数变少，证明腰突对生活的影响逐渐减小，说明在逐渐好转，运动方案有效。

场景 5：康复训练前，突友 E 的腰痛总是痛得让他弯不下腰，疼痛程度有 8 分（0 分表示没有疼痛，10 分表示剧烈疼痛）。但是康复锻炼后，他的疼痛程度变成了 5 分。这是腰突好转的迹象吗？

答案：是的。疼痛程度下降，说明腰突在好转。

综合来讲，有 5 大征兆可说明腰突正在好转：

（1）疼痛从分散变集中。

（2）疼痛时间缩短。

（3）活动更长时间才会出现疼痛。

（4）疼痛程度下降，可通过评分比较，分数变小，即是好转。（0 分表示没有疼痛，10 分表示剧烈疼痛）

5）通过运动测试腰部肌肉的力量变化，例如伸肌力量测试。每隔一段时间进行腰部伸肌力量测试，并记录动作保持时间。然后对比前后时间，如时间变长，则表示腰背部肌肉力量在加强，康复运动有效。

第九节　运动康复常见问题

一、需要多久才能康复？

因为腰椎间盘突出的症状因人而异，所以运动康复恢复的时间没有统一的标准。一般情况下，肌肉的恢复期需要 3 个月，神经的恢复则要更长。而且肌肉与神经修复后，还需要时间让大脑适应修复后的新结构。要想让腰突症状完全消失，有可能需要一年左右的时间。

如果疼痛不影响日常活动，能够恢复正常的工作生活，通常需要 3 个月左右的时间。

二、疼痛期能否运动？

只要有一点痛就不能进行锻炼？

这可能会误导突友失去一个通过特定运动去缓解疼痛的机会，甚至拖延腰突病情，延长腰突康复时间。相反地，在腰突疼痛期坚持做一些特定运动反而可以缓解腰突疼痛。

在疼痛期，通过特定的低负荷运动可以：

- 加快腰突患者患处的血液循环，促进炎症因子消散，进而缓解腰部疼痛；
- 增强腰背深层核心肌肉的力量，以减少脊柱的压力，相应减少腰椎间盘突出对邻近神经根的刺激和压迫，从而缓解疼痛；
- 通过促进神经在椎管内的活动，降低神经张力，从而缓解下肢麻木的症状。

注意：如搬重物、打篮球等会严重压迫或牵拉到腰背部的强烈运动则是不适合在疼痛期做的。

相反，如果疼痛期一直卧床休息，容易导致肌肉萎缩与骨质疏松，会让已经突出的腰椎间盘雪上加霜。而在疼痛期坚持适当的特定运动对腰椎的康复反而是有利无害的，但是需要在疼痛可承受范围内进行运动。

三、运动后症状加重了怎么办？

运动后症状加重有以下几种情况：
- 运动动作难度太大，勉强完成反而使疼痛加重；
- 运动动作不够规范；
- 运动量太大，超出身体承受范围，身体无法适应加重疼痛。

运动后症状加重应该及时调整运动方案，降低动作的难度，规范动作，调整到合适的运动量。若调整方案后仍旧会加重症状，那么建议寻求专业医务人员的帮助，在康复治疗师的指导下进行运动。

四、腰突能不能吊单杠?

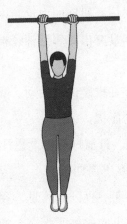

图 2-77　吊单杠

目前并没有相关的研究可论证吊单杠对腰突康复的有效性。

一方面，如图 2-77 所示，吊单杠时突友可以通过自身的重力作用使身体往下沉，达到拉伸腰背肌肉与减轻椎间盘压力的效果，有可能会达到缓解腰突症状的效果。所以，如果突友吊单杠之后感觉非常舒适，并能减轻腰突症状，那么可以继续练习。另一方面，同样的动作不一定适合每个突友，可能这个动作恰好就适合某些症状，却不适用其他症状。每个突友的症状不同，骨骼肌肉的状态不一样，所需要的康复动作、锻炼强弱可能也有所不同。

所以，如果突友吊单杠之后感觉疼痛，并且腰突症状加重，那么该动作可能不适合您现阶段的症状，建议立刻停止练习，以减少腰突症状加剧的风险。

五、小飞燕、爬行有效吗？

我们先分析一下这两个动作的特点。

小飞燕

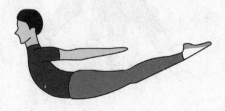

图 2-78　小飞燕

如图 2-78 所示，小飞燕要求尽可能抬起上半身，是具有锻炼腰部肌肉力量的效果的。但是对部分人群来说，负面影响一样会很大，例如：

- 对于腰部力量弱的腰突患者，这个动作要求尽可能抬起上半身，反而容易因为增加腰椎负荷，而加重症状。另外，在前面我们提到肌肉的强化需要从深层肌肉开始，并且需要根据自己的情况循序渐进。单纯强化浅层肌肉（像小飞燕）可能不会有太大的影响。
- 对于伴有椎管狭窄的腰突朋友，大幅度后伸展会减少椎管容积，也容易加重症状。
- 对于伴有腰椎滑脱的腰突朋友，腰部后仰动作有加重滑脱的风险。

总的来说，这个动作不是所有人都适合，效果可能适得其反。如果你做这个动作不会有任何问题，但同时也不会帮助缓解症状，建议把它放在运动康复后期进行。当然，若是会加重症状，则需要停止该动作。

爬行

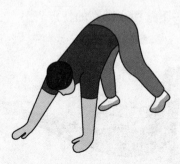

图 2-79　爬行

目前对于爬行的科学研究资料少之又少，没有找到可信度高的依据。腰椎间盘突出症是髓核突出，压迫到神经引起的症状，一般建议加强腰部力量缓解腰椎的压力。而爬行对腰部的力量训练没有很大的帮助。

相反，爬行是一个过于向前弯的动作，这个动作有可能加重髓核压迫神经根的程度，加重症状。不建议突友尝试爬行，如果想要尝试，建议咨询相关的专业人士。

六、什么是正确的运动量？

每个人都是独立的个体，每个人的最适合最正确的运动量标准都是不一样的，而且运动量的大小也取决于运动目的。强化耐力应该低负荷多重复，强化力量应该增加负荷。

这里有一个简便的衡量运动量的方法，即观察运动后的身体变化。若身体出现轻度疲劳感，但无症状加重，即为正确的运动量。反之，若疲劳感过重，有可能运动量过大了。

七、女性腰突患者应该如何备孕？

很多女性突友都有过这样的忧虑：怀孕会不会加重腰突症状？有没有什么方法可以预防孕期的腰突疼痛？

为解决这些问题，我们先来了解一下怀孕后的生理变化：

（1）激增的体重增加了腰背肌肉和椎间盘的负荷。

一般情况下，孕妇怀孕期间的体重会增加 12 ～ 16 千克，而增加的体重的一半是胎儿的体重，集中在腹部。随着胎儿的长大，身体的重心向前倾，孕妈妈为了维持身体平衡，需要使腰部过度前凸，增加腰背肌肉和椎间盘的负荷。

（2）松弛素水平激增导致腰背韧带的松弛。

怀孕期间，孕妇的激素增加，特别是松弛素的增加会导致全身韧带的松弛，致使椎体小关节不稳、移位，而腰背韧带的松弛更容易增加腰突症复发的风险。

（3）骨盆前倾牵拉腰部肌肉压迫腰部神经。

随着胎儿的长大，骨盆前倾明显加重，会牵拉腰部周围的肌肉，也会使得腰部神经受到压迫而引起腰痛。

女性腰突患者在备孕期间，可以通过运动康复缓解腰突的疼痛。坚持腰背肌肉锻炼，加强肌肉的柔韧性和稳定性，尽可能减少因怀孕后的生理变化增加腰突症发作或复发的概率。另外，备孕期间应该在专业医师的监督下进食有益腰椎健康的营养物质及食物。

第十节　没有症状了，还需要继续运动吗？

最好是保持运动的习惯。

有研究发现，无论是运动，还是运动结合健康教育的方式，它们产生的康复效果会逐渐消失。[11] 这说明一个非常重要的问题，为了避免症状的复发，我们需要养成长期运动的习惯。

为什么会出现这种情况？我在本章中提到过一个肌肉强化的原则——可逆性原则。运动产生的效果是短暂的。当你停止运动后，之前强化的肌肉力量与耐力会逐步下降。打个比方，当你通过控制饮食与运动减脂成功后，一旦恢复原来的大吃大喝不运动的生活状态，脂肪是会很快回来的。况且，运动的作用不仅仅在于保护腰椎健康，对降低其他疾病（包括癌症）的风险也有作用。有研究证实，定期运动可以把结肠癌风险降低50%[12]，乳腺癌风险降低 20% ～ 40%[13]。

因而，当你的症状基本消失后，推荐保持每周或每隔一周150 分钟的运动量。当然，运动不局限于康复，也可以根据自己的爱好选择游泳、羽毛球等。

康复以后的动作组合

症状基本消失，已经重返正常的工作生活状态，此时进行康复运动的目的是维持运动效果，避免腰突复发。

康复以后的运动应该包括以下三方面：

■ 掌握安全动作与姿势控制；

■ 例如，搬重物的正确姿势，正确的坐、站姿，在工作生活中控制骨盆保持在中立位，记得随时收缩深层肌肉；

■ 每周 1～2 次的柔韧训练。

即便经过一段时间的康复运动肌肉已经变得柔软起来，但若是停止拉伸恢复到不运动的状态，肌肉又会逐渐变得僵硬。因此，我们可以根据柔韧性测试结果，针对不太柔韧的肌肉进行拉伸。由于肌肉可能恢复到了比较健康的状态，我们可以把拉伸时间增加为保持 20～30 秒，重复 1～2 次即可。

■ 每周 3～4 次的肌肉训练。

肌肉的强化不仅是力量的提升，还包括肌肉耐力、肌肉爆发力与稳定性的提升。那么，我们可以根据自己的需求进行对应的提升。

例如，一段时间康复运动后，已经能够恢复久坐 2～3 小时无疼痛的状态。但是即便能够控制间隔 1 小时变换下姿势，工作结束后依旧会觉得腰部有明显的疲劳发酸的感觉。此时，我们可以专门针对肌肉耐力进行低负荷高重复的训练，把深层肌肉强化运动或臀部肌肉强化运动的单次重复次数增加到 20 次或以上。如果在进行重复性动作如长时间步行后，更加容易出现身体疲劳，那么可以加入有氧运动增强体能，如慢跑、快走、游泳等。

如果有打篮球、踢足球等运动爱好，还可以加入专门的肌肉爆发力训练，即短时间高重复的往返动作，像快速高抬腿、来回折返跑、左右跳跃都可以。如果觉得腰部的控制力与稳

定性还是不够好，可以加入专门的控制力与稳定性的训练，
即在不平稳状态下进行训练，像单腿站立状态下进行抗阻的
转腰运动。

参考文献

[1] Bakhtiary, A., Safavi-Farokhi, Z. and Rezasoltani, A., 2005. Lumbar stabilizing exercises improve activities of daily living in patients with lumbar disc herniation, 18.

[2] Jeong, U.-C., Sim, J.-H., Kim, C.-Y., Hwang-Bo, G. and Nam, C.-W., 2015. The effects of gluteus muscle strengthening exercise and lumbar stabilization exercise on lumbar muscle strength and balance in chronic low back pain patients. Journal of physical therapy science, 27（12）: 3813-3816.

[3] Fernandez-Elias, V.E., Del Coso, J., Hamouti, N., Ortega, J.F., Munoz, G., Munoz-Guerra, J. and Mora-Rodriguez, R., 2015. Ingestion of a moderately high caffeine dose before exercise increases postexercise energy expenditure. Int J Sport Nutr Exerc Metab, 25（1）: 46-53.

[4] Garet, M., Reiman, M.P., Mathers, J. and Sylvain, J.J.S.h., 2013. Nonoperative treatment in lumbar spondylolysis and spondylolisthesis: a systematic review. 5（3）: 225-232.

[5] O'sullivan, P.B., Phyty, G.D.M., Twomey, L.T. and Allison, G.T.J.S., 1997. Evaluation of specific stabilizing exercise in the treatment of chronic low back pain with radiologic diagnosis of spondylolysis or spondylolisthesis. 22（24）: 2959-2967.

[6] Malmivaara, A., Häkkinen, U., Aro, T., Heinrichs, M.-L., Koskenniemi, L., Kuosma, E., Lappi, S., Paloheimo, R., Servo, C. and Vaaranen, V.J.N.E.J.o.M., 1995. The treatment of acute low back pain—bed rest, exercises, or ordinary activity? , 332（6）: 351-355.

[7] Szpalski, M. and Hayez, J.J.E.s.j., 1992. How many days of bed rest for acute low back pain? Objective assessment of trunk function. 1（1）: 29-31.

[8] Filiz, M., Cakmak, A. and Ozcan, E.J.C.r., 2005. The effectiveness of exercise programmes after lumbar disc surgery: a randomized controlled study. 19（1）: 4-11.

[9] Oosterhuis, T., Costa, L.O., Maher, C.G., de Vet, H.C., van Tulder, M.W. and Ostelo, R.W., 2014. Rehabilitation after lumbar disc surgery. Cochrane Database Syst Rev（3）: Cd003007.

[10] Danielsen, J.M., Johnsen, R., Kibsgaard, S.K. and Hellevik, E.J.S., 2000. Early aggressive exercise for postoperative rehabilitation after discectomy. 25（8）: 1015-1020.

[11] Steffens, D., Maher, C.G., Pereira, L.S., Stevens, M.L., Oliveira, V.C., Chapple, M., Teixeira-Salmela, L.F. and Hancock, M.J., Prevention of Low Back Pain: A Systematic Review and Meta-analysis.（2168-6114（Electronic））.

[12] Colditz, G.A., Cannuscio, C.C., Frazier, A.L.J.C.C. and Control, 1997. Physical activity and reduced risk of colon cancer: implications for prevention. 8（4）: 649-667.

[13] Volaklis, K.A., Halle, M. and Tokmakidis, S.P.J.W.k.W., 2013. Exercise in the prevention and rehabilitation of breast cancer. 125（11-12）: 297-301.

第二章 运动康复：安全有效缓解症状

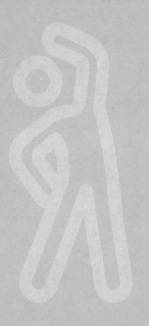

第三章

生活行为：
减少腰突症复发

生活有度，人生添寿；生活无度，人生遭祸。腰椎间盘突出，或许就是人生的一个"祸"。生活无度，日常生活行为习惯不良，会让腰部的肌肉骨骼组织受到更大的压力。长期久坐、久站、经常低头玩手机、不正确的搬重物姿势等不良行为习惯，会给腰椎增加一些额外的压力，从而加重腰突症状。即使已经通过运动康复缓解了腰突症状，不良的生活行为习惯仍可能会导致腰突症复发。事实上，腰痛在一年内的复发率可以高达84%。[1] 为减少腰突症复发风险，除了坚持长期的运动康复，还需要调整不良的生活习惯，在生活中给咱们的腰椎减减压，从源头扼杀腰突症复发的可能性。

第一节　你的姿势正确吗？

姿势，可以理解为当一个人坐着、站立与躺下时，身体对抗重力时各部位排列的状态。正确的姿势不仅能够维持脊柱自然的生理曲度，帮助减少腰椎承受的压力，还能提高肌肉的使用效率，有利于减轻疲劳感，帮助延长坐着或站立的时间。当因为腰突导致不能长时间坐或站立时，除了坚持练习常规的康复运动，还建议用下面的方法进行调整。

一、如何调整坐姿？

良好的坐姿可以让腰椎承受的压力最小化，避免腰椎受到不必要的压力。有研究测量了不同坐姿对腰椎间盘的压力，结果发现放松的坐姿对腰椎间盘的压力比学校经常要求的挺直腰背坐姿要小。[2]

对腰椎间盘压力较小的坐姿具体还有哪些要求呢？请看下面正确坐姿的内容。

（一）正确的坐姿

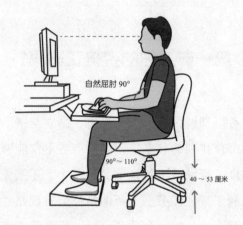

图 3-1　正确的坐姿

- 坐下时，臀部应碰到椅背底部，把体重均匀地分配到两侧臀部。
- 放松腰背部，身体微微向后靠，使头、肩、腰、臀在同一直线上，避免头颈前伸与含胸驼背。若后背有悬空感，可在腰后放置一小枕头，以维持腰部自然的生理曲度。
- 双脚平放在地面，大腿与髋关节、大腿与小腿的屈曲角度应在 90°～ 110°以内为宜。如果双脚碰不到地面，可在脚下垫一个合适的脚凳。
- 调整好椅子扶手的高度，让手臂搭在扶手上可自然屈肘90°，这有利于放松双臂与肩膀。

如果是久坐工作者，在调整坐姿时，还需要做好以下几点：

- 电脑屏幕距离身体大约为一臂长。
- 电脑屏幕的顶部与水平视线的高度差不应超过 5 厘米。如果屏幕太矮，可在手提电脑底下垫一个支架以保证适当的屏幕高度。

■ 键盘应摆在电脑前面，但需确保键盘距离桌子的边缘大约 10 ～ 15 厘米，以保证打字时手腕可得到足够的支撑。

■ 鼠标应放在键盘的旁边，确保可以很轻松地拿到。

另外，对于一些轻微转腰或者弯腰就会加重腰突症状的朋友，需要注意：

■ 尽量避免在同一位置坐超过 30 分钟。

■ 当想要转身拿东西或者跟旁边的人说话时，应该转动整个身体而不仅是扭腰。

■ 从座位上站起来时，应该依靠双腿发力站起来，而不是腰背前倾发力。

（二）如何挑选一把对腰好的椅子？

良好的坐姿和舒服的椅子才算得上标配。一把合格的椅子，得是一把对腰好、符合人体工程学的椅子。一把舒服的椅子对于缓解腰背疲劳、纠正不良坐姿、预防腰突症状复发也是非常重要的。

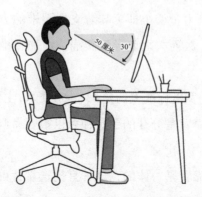

图 3-2　坐位视线与电脑屏幕的距离

椅子的高度

为满足不同的身高要求，市面上很多椅子都可以手动调整高度。对大多数人来讲，坐垫离地面的适合高度大约是 40 ～ 53 厘米。这可以保证当你坐下时，脚可以平放在地板上，桌子与大腿、桌子与手臂均持平衡水平。

椅子的宽度

椅子的座位太窄会让人有受压迫的感觉，会限制向前倾或者向后靠的角度。所以，在挑选椅子时，应预留部分空间让身体活动。不妨选择坐下时，膝盖后侧距离椅子约有 5 ～ 10 厘米的椅子。这样，即便你在后背放上小靠枕，也有足够的位置坐着。

椅子的靠背

一把符合人体工程学标准的椅子，它的靠背应该可以很好地支撑腰椎，保持腰椎的正常生理曲度，这可以帮助你保持良好坐姿。

如果一把椅子没有良好的腰背支撑，那会难以长期保持正确的坐姿，逐渐出现头前倾、驼背、弯腰等不良姿势。这些不良姿势会使得腰背肌肉被过度伸展，腰背肌肉出现劳损，腰肌力量变差。腰肌力量变小即意味着支撑腰椎的力量减少，腰椎的稳定性下降，久而久之就导致腰痛，增加腰椎间盘突出症状复发的风险。

椅子靠背的宽度标准大约是 43 ～ 50 厘米，主要有以下两种：

- 座位与靠背是分开的，这种可以很容易调解靠背的高度和角度；
- 座位与靠背是一体的，这种宜挑选靠背可向前或向后调节锁定的类型。

注意：如果椅子靠背与腰椎之间的间隙较大，不妨在中间放一个大小适宜的靠枕支撑腰背。

椅子的材料

椅子，尤其是靠背和坐垫应该有足够的填充物，以给臀部和腰椎提供足够的缓冲，并且以透气性强的材料为佳。

椅子的扶手

扶手可以给肩膀和手臂提供足够的支撑，预防肩膀和手臂的快速疲劳。所以，购买椅子时，不妨挑选可以轻松调节扶手高低的椅子。

但如果喜欢的椅子扶手是固定的，不妨挑选坐下时，手臂搭在扶手上能够自然屈肘呈 90°的。

另外，一把可以转动的椅子可以让你避免转腰、扭腰动作。坐着时想转身，转动椅子即可，而非腰背。这样可预防因过度转动腰背而导致脊柱不稳定，加重腰突症状。

二、如何调整站姿？

除了看上去没气质，影响形象外，不良的站姿还会增加腰椎的压力，增加关节间的磨损，进一步加重症状。例如，弯腰前倾的站姿会增加腰椎间盘的压力，容易加重腰突症状。良好的站姿不仅可以减轻腰椎间盘的压力，减轻腰突症状，而且对于身体其他部位的正常功能发挥也是非常重要的，或许，还可以让你看起来更高一些。

（一）正确的站姿

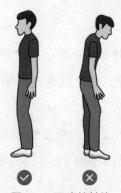

图 3-3　正确的站姿

■ 目视前方，微收下巴，让耳垂与肩膀在同一直线上，可
避免头部前倾、后仰或侧倾；

■ 肩膀微微向后，双臂自然地在身体的两侧垂下，可避免
含胸驼背；

■ 微微收紧腹部与臀部肌肉，可避免骨盆过度前倾；

■ 微微屈膝，可避免膝关节过度伸直，增加膝关节的负荷。

（二）如何快速检查站姿是否正确？

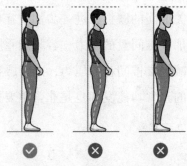

图 3-4　靠墙站立检查站姿

检查方法：以平时的站立姿势靠墙站立。测量颈部与墙壁、腰背部与墙壁之间的距离。

注意：脚跟与墙壁的距离大约是 15 厘米。

测试结果：距离小于 5 厘米，说明姿势良好。距离大于 5 厘米，说明姿势不良，或者可能存在脊柱变形等情况。

（三）如果很难调整到正确的站姿，该怎么办？

虽然很多时候，不良站姿通常是人体的惰性所致，但也有例外。缺乏运动、紧张的工作、缺少支撑的床垫，甚至连自卑的情绪都有可能引起姿势不良问题。如果在上述的测试中发现自己的姿势不良，并且难以自我调整，应该在物理治疗师的帮助下进行评估和姿势矫正。

维持良好的姿势，不仅需要学习正确的姿势并养成良好的习惯，还需要加强肌肉的锻炼，以确保有足够的肌力和耐力让肌肉、韧带和关节等组织可以较长时间地维持在同一位置，更好地抵抗疲劳。例如，强壮的核心肌群，可以让人在久站或久坐时不会那么容易疲劳。也就是说，通过肌肉力量和肌耐力的训练，可以让你更容易改善不良姿势。而肌肉力量训练和肌耐力训练的内容，本书在第二章有详细解读。

三、如何调整睡姿？

仰卧睡觉时，你会不会发觉腰下方空得慌，而且常常在起床的时候感觉腰酸背痛？这可能是睡姿不良引起的。

正常的人体脊椎从侧面看类似一个反"S"形，如图 3-5 所示。腰椎呈现向前凸的形状。对于腰突的朋友，以普通的睡姿睡觉时，往往因难以维持自然的腰椎生理曲度，容易在起床时出现腰部僵硬、腰酸背痛的感觉。那么，我们该如何调整睡姿呢？下面我会介绍一些调整睡姿的小技巧。

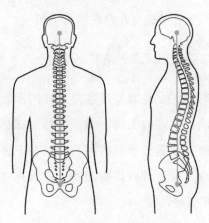

图 3-5　脊柱的正常生理曲度

（一）仰卧睡技巧

仰卧睡是最受欢迎的睡姿。

当我们直接仰躺在床上时，臀部、背部和头部可以完全被床垫支撑。但由于腰椎生理曲度"向前凸"的缘故，仰卧睡姿对腰部的支撑反而是比较小的，尤其是对于伴随腰椎生理曲度变大的人。这会导致在睡眠过程中有种"腰部悬空"的感觉，让腰部无法放松，一直处于伸展活动状态，无法得到充足的休息。

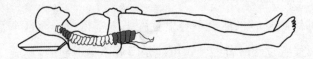

图 3-6　仰卧时腰部悬空

有研究发现，腰椎间盘在仰卧位微微屈膝时的压力要比完全伸直腿的压力小。[2] 所以，我们可以这样做：仰卧，在腰部下方放置一个合适的腰枕，双膝下方垫 1 ～ 2 个枕头，让双膝微微弯曲。

这样不仅可以让腰椎得到适当的支撑，避免腰部肌肉被过度伸展，还可以保持腰椎的正常生理曲度，减轻腰椎间盘的压力。

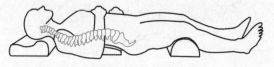

图 3-7　仰卧睡技巧

另外，对于颈椎也有问题的朋友，需要注意枕头的高度，应该能维持正常的颈椎生理曲度。

（二）侧卧睡技巧

侧卧睡是最流行的睡姿之一。侧卧时，脊柱可以很容易地维持自然的"S"形状，这是很多人首选侧卧睡姿的主要原因。但是，侧卧睡有两个较为明显的缺点：

（1）侧卧时，由于重力的作用，腰椎容易往腹部方向过度前凸。

（2）侧卧时，当下肢膝关节无法与臀部在同一高度，腰椎容易出现扭转与侧弯。

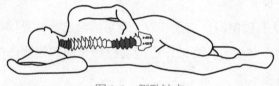

图 3-8　侧卧缺点

这两个缺点，均会增加腰椎的压力，容易引起腰部疼痛或不适。但我们可以这样调整：侧卧时，在腰下方垫一个腰枕，双膝之间夹一个枕头。

这样可以维护腰椎的自然生理曲度，减轻脊柱在睡觉时受到的压力，预防腰椎过度凸出、旋转与侧弯带来的不适。

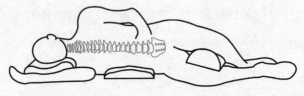

图 3-9　正确的侧卧睡姿

对于颈椎也有问题的朋友，需要让枕头同时支撑头部与颈部的重量。

此外，太硬或者太软的床垫也会导致睡姿不佳，如何挑选适合的床垫将在后面进行详细的介绍。

四、打喷嚏、咳嗽的姿势有讲究?

不少腰椎间盘突出的患者都抱怨过同一件事：我就打了一个喷嚏，然后腰痛得不行。没错，打喷嚏或者咳嗽都可能会加重腰突症状。这可能有 3 个方面的原因：

（1）打喷嚏的瞬间，突友的身体被剧烈晃动，腰椎的稳定性受到严峻的考验。

（2）打喷嚏时，出于礼貌，有可能会立马转身远离身边的人。但这个突然的转身动作可能会拉伤颈部和腰背部的肌肉，引起疼痛和不适。

（3）打喷嚏或者咳嗽时，由于空气瞬间被吸入体内，腹压会突然增大，造成腰椎间盘的压力突然增大，有可能引起腰椎间盘的损伤，甚至导致椎间盘内的髓核组织由纤维环的裂隙渗出增多，或被挤压到椎管内，进一步刺激周围神经组织，产生神经压迫和炎症，引起明显的腰痛甚至下肢放射痛等症状。

为减轻打喷嚏或咳嗽对腰椎的不良影响，你可以适当调整打喷嚏的姿势（如图 3-10 所示）：

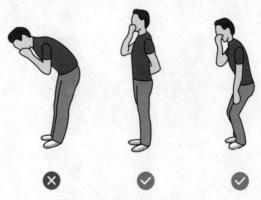

图 3-10　正确的打喷嚏姿势

（1）打喷嚏时，应让腰部微微向后靠，放一只手或枕头在腰部后方支撑，防止背部向前晃动。

（2）打喷嚏时，可稍微屈膝，帮助减少身体晃动的幅度。

五、如何正确搬重物？

搬重物时容易闪到腰，因为在搬重物的时候，往往是腰背部弯曲、双腿直立的姿势，腰背部长时间受力过多进而受伤。使用这种姿势搬重物，腰部会作为发力的主力军。这个时候，腰部承受的压力，会不均匀地分散在椎间盘和腰部的肌肉中，导致椎间盘的一侧被挤压收缩，而另一侧会被强制性地伸展。长此以往，就容易造成纤维环内髓核的移动，压迫脊神经造成腰痛，从而导致腰突。对于已经有腰突症的患者，可能会出现加重腰突症的情况。

因此，在搬重物的时候，要尽量保持整个脊柱处于中立位，不要依靠腰背力量，而是用腿部的力量将重物搬起来。正确的搬重物姿势如图 3-11 所示。

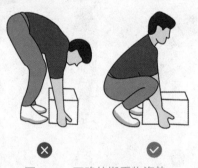

图 3-11　正确的搬重物姿势

- 靠近要搬的重物，两腿分开站稳；
- 保持腰背部直立，腰部前倾屈膝接近重物；
- 上身向前探，握紧重物，使其尽量靠近身体；
- 直立上身以保持平衡，并通过腿部的力量将重物搬起。

注意：动作要平稳，不要猛然用力。

这样可以避免弯腰用力搬重物时腰部用力过猛，发生腰部肌肉和韧带的扭伤。尤其是腰突患者，在搬重物的时候，要格外注意使用正确的姿势，以减少腰部的发力，从而避免加重症状或导致症状复发。而且，在搬重物时，尽量不要一个人逞强，最好找家人或朋友来帮忙。

六、久坐、久站和开车小贴士

对腰椎间盘突出症患者来说，久坐、久站、开车这些看似很普通、很简单的日常行为可能都会让他们非常痛苦。有的突友甚至无法保持坐姿 10 分钟，更别提开车了。下面提供一些关于久站、久坐或开车的小贴士，尽可能地减少腰突症状对日常生活的影响。

久坐小贴士

（1）端正坐姿。正确的坐姿可参考前面的调整坐姿内容。

（2）定时更换姿势。不管坐姿有多么标准，都不应该保持同一姿势超过 30 分钟。久坐时，可每隔 30 分钟就转换姿势，让腰部得到适当的休息。如站起来散散步。

（3）适当运动。为放松腰部肌肉，仅依靠每 30 分钟就站起来倒茶或者上厕所等活动是远远不够的，因为它们无法放松僵硬的腰背肌肉。所以，在休息时，你可以加入 1～2 分钟的简单运动，以活动腰椎，舒缓椎间盘压力。如脊椎转体运动。

（4）定期锻炼。为了减少久坐对腰椎带来的负荷，最好每天抽出 20 分钟进行康复锻炼。

久站小贴士

（1）学会正确的站姿。正确的站姿可参考前面的调整站姿内容。

（2）在急性期时，可尽量减少扭腰与弯腰。如需扭腰，可以挪动脚步让整个身子转过去；如需弯腰，应该以屈膝代替。

（3）避免从高处取物。高处取物时，可找一些稳固的东西（比如梯子）站上去。

（4）能靠则靠。倚靠着稳固的支撑物可以减少你站立的疲劳。

（5）经常在同一位置久站时，可在脚旁放一个脚垫，左右脚轮流踏在脚垫上，缓解脚底压力。

（6）长期久站时，可每隔30分钟就改变姿势，间歇休息5～10分钟，并做一些舒展运动。间歇休息有助于减少疲劳和肌肉关节的不适，在休息中伸展四肢还有助于减轻肌肉压力和促进血液循环。

开车小贴士

研究发现，在各种职业中，司机的腰痛复发率是偏高的。[3]其中主要有以下几个原因：

（1）驾驶过程中对腰部造成的震动与职业要求的长时间久坐。研究发现，久坐超过半个工作日，并且在此过程中全身常受到振动，同时以错误的姿势久坐，的确会增加腰痛或坐骨神经痛的可能性。[4]

（2）车内的空间有限，司机的四肢伸展困难、身体活动受限，双手长期握方向盘，使腰背部的肌肉高度紧张，压力越来越大。

（3）驾驶时，车子的加速度向前，座椅和司机受力向后倾，重力集中在腰部，腰部长期受力出现劳损。

（4）如果司机在空闲时间不注意运动，久坐少动将使腰背肌肉退化，支撑腰椎的力量变弱。

以上的压力长期压迫腰椎，超出其承受范围，容易致使纤维环损坏、髓核突出，压迫到神经根，引发疼痛。

为减轻腰部压力，预防腰突复发，开车时要记住以下小贴士：

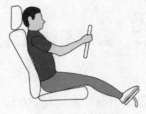

图 3-12 开车坐姿

（1）调整好座位。司机胸部与方向盘之间的距离以25～30厘米为宜，膝盖水平略低于臀部。坐直时，司机直视离方向盘顶部至少76毫米。

（2）调整座椅靠背，可以支撑司机的整个腰背，使腰背保持直立姿势。如果向后靠得太远，头和脖子可能会向前弯曲，会导致肌肉疲劳、颈部或肩部疼痛、手指刺痛等。

（3）保持膝盖距离座椅约3～6厘米。

（4）调整座椅头枕，使它的顶部与司机的头顶齐平并且距离后脑勺约2厘米，如图3-13所示。注意，头枕不是为了舒适而安装的。相反，它是一种安全装置，如果人在开车时追尾，它可以防止颈部的挥鞭性损伤，在事故中提供必要的保护。

（5）司机应该每隔2～3小时就下车活动几分钟，舒展一下紧张的腰背。

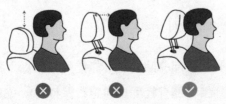

图 3-13 正确调整头枕

第二节　健康不能放弃运动

生命在于运动，健康不能放弃运动。为预防腰突的症状加重，降低腰突症的复发概率，除了保持良好的姿势，我们还需要坚持运动。长期坚持运动，不但可以锻炼腰背肌肉，预防脊柱退化，维持脊柱健康，还可以长期有效地缓解腰突症状。另外，坚持运动还可以让你在长时间保持同一姿势时，适当放松腰背肌肉。所以，在久坐或久站期间坚持适当运动也是非常重要的。

一、适宜久坐办公的运动

一份高质量的研究表明，运动似乎可以消除与久坐有关的死亡风险。[5] 虽然现在的研究对久坐时间的规定不一致，但一般推荐每间隔 20 ～ 30 分钟变换姿势，最长间隔 1 小时建议进行步行或站立 1 ～ 2 分钟等活动。图 3-14 至图 3-18 是坐着也能锻炼的小运动，它们可以帮助你缓解久坐导致的腰部与臀部肌肉僵硬和疲劳，预防或缓解酸痛。

（一）坐位腰部前拉伸运动

（1）坐姿，腰部前倾，尽可能让胸部贴近大腿；

（2）直到腰背部有轻度拉伸感，保持 10 ～ 30 秒。

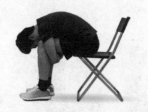

图 3-14　坐位腰部前拉伸运动

（二）坐位转腰拉伸运动

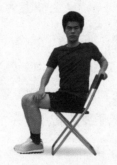

图 3-15　坐位转腰拉伸运动

（1）坐姿，始终保持腰背挺直；

（2）身体向左侧旋转，其中左手放在椅背上，右手固定膝关节；

（3）直到腰背部有轻度拉伸感，保持 10 ～ 30 秒，换侧重复。

注意：进行该运动应保持腰背直立，不能弯腰。

（三）坐位前后摆臂运动

（1）坐姿，始终保持腰背挺直；

（2）双手自然垂直在身体两侧，进行小幅度的前后摆臂运

175

动，摆动 10 次。

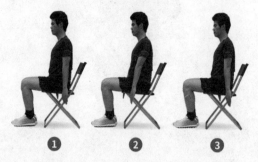

图 3-16　坐位前后摆臂运动

注意：双手要放松，不要耸立双肩。

此运动可锻炼腰部的深层肌肉，以提高腰椎的稳定性，缓解腰突症状。因而，运动的关键不是摆臂，而是在摆臂过程中，保持腰部、骨盆稳定，不要摇晃。

（四）坐位臀部拉伸运动

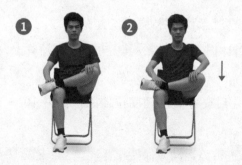

图 3-17　坐位臀部拉伸运动

（1）坐姿，保持腰背挺直；

（2）抬起有症状的腿，并搭在另一条腿上；

（3）双手自然放在膝盖上，用手微微往下按压上方的腿，感到臀部外侧有拉伸感即可。动作保持 10 ～ 30 秒。

　　注意：如果压下左腿，臀部外侧仍没有拉伸感，身体可稍微向前倾，直到臀部外侧有拉伸感。

　　此运动可以放松臀部肌肉，减少紧张的臀部肌肉对神经造成的刺激，以缓解腿痛、腿麻症状。

（五）坐位大腿拉伸运动

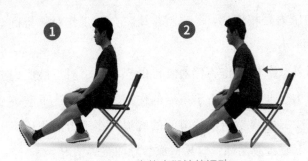

图 3-18　坐位大腿拉伸运动

　　（1）坐姿，保持腰背挺直；

　　（2）向前伸直有症状的腿，脚跟着地，注意膝关节伸直；

　　（3）身体微微前倾，直到感觉大腿后侧有拉伸感；

　　（4）动作保持 10 ～ 30 秒。

　　注意：运动过程中腰背要挺直，忌弯腰。

　　此运动主要是拉伸放松大腿后侧肌肉（腘绳肌），以防止肌肉紧张对神经造成过度刺激，缓解腿痛、腿麻症状。

（六）坐位坐骨神经拉伸运动 （见第二章）

　　这个神经拉伸动作可减轻神经的异常敏感，能够比较快速地缓解腿痛腿麻。如果没有腿部麻木的症状，可不做此运动。

进行以上运动时，若症状加重，建议降低运动幅度或暂停该运动。

二、适宜久站工作的运动

即便在过去的研究中发现，久站对椎间盘的压力要比久坐小，但如果把以往研究数据统一分析，会发现久站与久坐对椎间盘的压力是相似的。[6]也就是说，久站工作对腰椎间盘的压力也并不小。

另外，久站工作不仅对腰椎的压力大，对下肢肌肉关节组织的压力也非常大。由于挤压的作用，站立会让下肢关节内的液体减少，更容易造成关节间的磨损。在重力的作用下，久站会影响下肢血液循环，容易造成静脉曲张等情况。

下面推荐久站工作时，可以缓解腰椎的压力与下肢肌肉疲劳僵硬的运动，如图 3-19 至图 3-24 所示。

（一）站立腰部前伸展运动

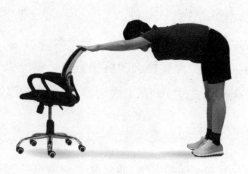

图 3-19　站立腰部伸展运动

（1）站位，双腿保持直立；

（2）双手向前伸展，保持腰部直立向前倾；

（3）尽可能使颈、肩、背、臀在同一直线上；

（4）腰背部有放松伸展的感受后，保持 10 ～ 30 秒。

注意：如果疼痛度较高，可减小前倾幅度，并在动作之间进行休息。

（二）站立腰部后伸展运动

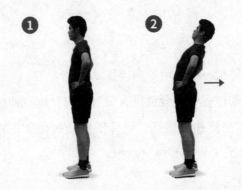

图 3-20　站立腰部后伸展运动

（1）站位，双腿分开与肩同宽；

（2）双手叉腰，拇指位于后背，帮助稳定腰部；

（3）慢慢地向后弯腰，直到腰背部有放松伸展的感觉，保持 10 ～ 30 秒。

注意：如果疼痛度较高，可降低后弯腰的幅度，并在动作之间进行休息，或者直接暂停该动作。

（三）站立腿部伸展运动

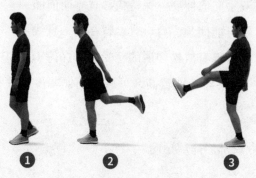

图 3-21　站立腰部伸展运动

（1）站位，抬起一条腿；

（2）像钟摆一样，由后向前摆动；

（3）运动过程中，会觉得大腿后侧有轻度拉伸感。

注意：如果疼痛度较高，可降低摆动的幅度，并在动作之间进行休息，或者直接暂停该动作。

（四）站立小腿拉伸运动

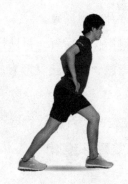

图 3-22　站立小腿拉伸运动

（1）两腿保持前后站立；

（2）前腿屈膝，身体往前倾拉伸后腿，直到后腿小腿肚有拉伸感，注意后腿脚跟不可离地；

（3）保持拉伸姿势 10 ～ 30 秒；

（4）放松后交换两腿位置，重复以上动作。

（五）股四头肌拉伸运动

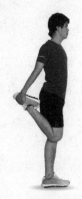

图 3-23　股四头肌拉伸运动

（1）单腿站立，可伸出左手扶墙以保持身体平衡；

（2）屈膝，同时向后伸出右手握住右脚踝；

（3）尽量向上拉脚跟以接近臀部，同时大腿尽量向后倾，左腿保持伸直；

（4）保持拉伸姿势 10 ～ 30 秒。

注意：拉伸的目标不是让脚后跟接触臀部，而是要感觉大腿肌肉逐渐伸展。如果你不能在伸展时抓住脚踝，可以尝试使用毛巾绕着脚踝，并抓住毛巾两端进行拉伸。

（六）脚趾被动伸展运动

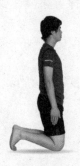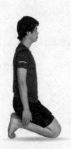

图 3-24 脚趾被动伸展运动

（1）保持上半身直立，双膝跪地，弯曲脚趾支撑足部；

（2）慢慢蹲坐在脚跟上直到足底有拉伸感，保持 15 秒；

（3）返回起始位置。

注意：做此运动时上半身需保持直立，脚趾需保持弯曲。

以上运动，若出现运动加重症状，建议降低运动幅度或暂停该运动。

第三节 经典答疑

减少腰突症的复发，我们需要从日常生活的小事做起。平时毫不起眼的一个小习惯可能都会引起腰突症状的加重甚至复发。然而，除了做好上面提到的保持正确的坐姿、站姿、睡姿、搬重物姿势、坚持运动之外，仍有很多生活中的小细节和小习惯需要做好健康管理，以防影响腰椎的健康。例如，穿高跟鞋会加重腰突症状、跷二郎腿易伤腰、一定要杜绝弯腰和转腰等一系列常见问题。为了让突友更全面地做好健康管理，下面将一些在生活中常见的腰突问题列出来，供大家学习参考。

一、是否需要杜绝弯腰与转腰？

腰突后，突友的腰椎活动范围可能会减小，可能在弯腰、转腰时更容易引起腰突症状。确实，急速、突然或频繁的转腰或弯腰动作会增加腰椎间盘的压力，有加剧腰突症状的风险。因而，在腰突的急性期和康复期，一般是不建议突友进行频繁且高强度的弯腰或转腰动作的。但是这并不意味着需要完全杜绝弯腰和转腰，即弯曲或者旋转脊柱的动作。

长远来看，如果完全杜绝这类动作，并不会有利于腰突的康复，反而非常容易造成腰椎关节僵硬，进一步降低关节的活动度。而适当的弯腰和转腰动作有利于维持腰椎关节的活动范围，促进腰椎间盘周围的血液循环，为椎间盘的修复带来更多的营养物质，对腰突的康复是有帮助的。

当然，如果稍微的弯腰和转腰导致腰突的症状加重，那么说明当前的身体状况仍不适合进行弯腰和转腰运动，这时，应及时控制弯腰和转腰动作的幅度和次数。

二、穿负跟鞋有没有效果？

听说穿负跟鞋能有效缓解腰突，这是真的吗？

什么是负跟鞋？负跟鞋跟高跟鞋刚好相反，高跟鞋是后跟比前面高，负跟鞋是前面比后跟高。

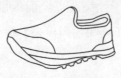

图 3-25　负跟鞋

其实，穿负跟鞋治疗腰突的有效性是一个有争议性的话题。有学者让 10 名试验者分别穿上中跟鞋、负跟鞋、船鞋、平跟鞋，在站立和走路中测量试验者肌肉的活跃度。研究结果发现，穿负跟鞋的试验者腰部肌肉的活动度有所增加。[7] 也就是说，穿上负跟鞋可以在一定程度上锻炼腰部肌肉。另外负跟鞋前高后低，穿上它之后可以在一定程度上纠正骨盆前倾、腰椎前凸。

但是，也有人认为穿上负跟鞋后身体的重心集中在脚跟，脚踝负担的重量大大增加，并且小腿的肌肉长期处于绷紧的状态，容易造成肌肉拉伤。尤其对肥胖的人来说，脚踝的压力会更大。另外负跟鞋是前高后低，会使膝关节的位置或者力学发生改变，例如膝关节过伸，增加膝关节损伤的风险，造成疼痛。

综合以上的情况，如果你没有脚踝、膝关节的不适，穿上负跟鞋时感觉能够减轻腰突症状，那么负跟鞋是可以继续穿的。但是一旦穿负跟鞋会加重腰痛或腿部疼痛，那么也没有必要坚持穿。

尽管实验中穿负跟鞋可以加强腰部肌肉的活跃度，但是也有小腿肌肉拉伤、膝过伸的风险，所以还是通过运动康复的方法锻炼腰部深层肌肉或者是纠正骨盆前倾，更加安全有效。

三、如何挑选适合的床垫？

人的一生中基本有 1/3 的时间都在床上度过，只有晚上睡好，白天才有充沛的精力努力学习、工作、娱乐。

一张合格的舒适床垫，能保持脊柱的正常生理曲度，让脊柱及其周围肌肉、韧带、关节等组织得到充分的休息，对促进腰背劳损等腰背疼痛的恢复也非常重要。

床垫舒不舒适，唯有自己知道。选购床垫时，最好是自己试躺几分钟。

（一）关于床垫的软硬度

研究发现，中等硬度的床垫有助于改善非特异性腰痛患者的疼痛与活动功能障碍。[8]其中，非特异性腰痛可理解为从腰部到臀部之间的疼痛，通常伴有腰部活动受限。

如图 3-26 所示，偏硬的床垫，使头部、肩膀和臀部被过度支撑，导致脊柱的正常生理曲度发生扭曲，周围的肌肉被过度伸展而腰背酸痛；偏软的床垫，让躯干容易陷下去，床垫无法给脊柱提供充足的支撑，脊柱及其周围的肌肉组织无法正常休

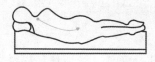
A. 太软的床垫（包括棕绷床）
床面下陷，不能提供适当的脊柱支撑

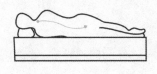
B. 太硬的床垫（如硬板床）
肩和髋过度支撑，同样造成脊柱扭曲

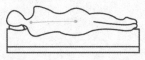
C. 中软床垫
适应人体曲线，脊柱扭曲度最小

图 3-26　三种床垫硬度的比较

息；而中等硬度（软硬适中）的床垫，符合脊柱的正常生理曲度要求，既不过度支撑，也不会塌下去，支撑得当，能让脊柱得到正常的休息。

软硬适中的床垫可以让肩部和臀部略微下沉。

购买床垫时，可以现场试躺几分钟感觉床垫舒适度，同时可以拍照查看肩部和臀部的下沉情况。

（二）关于床垫的材料

市面上常见的床垫有弹簧床垫、泡沫床垫、乳胶床垫等，选购时可以逐一试躺，找到最适合自己的那一款。

弹簧床垫

弹簧床垫的承托能力较好、耐用透气性好，是较常用的床垫。选购时，以弹簧越粗、密度越高、材料越硬、衬垫厚度和软硬度适中，试躺时将手用力按下去摸不到弹簧者为佳。

弹簧床垫的衬垫通常由聚氨酯泡沫、膨化聚酯或棉絮等材料组成，衬垫的软硬舒适度会直接影响睡眠质量。

乳胶床垫

乳胶具有高超弹性，与身体的贴合度高，能为脊柱提供较好的支撑。但天然乳胶的价格稍贵。

泡沫床垫

好的泡沫床垫具有感温特性，也有较好的回弹性和透气性，可以为腰背提供较好的支撑。但其中的化学成分容易导致过敏反应，且使用寿命较短。

（三）关于旧床垫

旧床垫对脊柱的支撑会减少，较难维持正常的脊柱生理曲度，更容易导致腰痛的出现。根据美国国家睡眠基金会的说法，床垫的使用寿命约为 8 年。但更换床垫的时间最终还是取决于床垫的质量与类型。内置弹簧床垫一般可使用 10 年，记忆床垫一般可使用 10 ～ 15 年。

因此，如果你家里的旧床垫已经使用超过 8 年，或是觉得床垫已经变形，无法让脊柱处于自然的生理曲度，那么建议及时更换新床垫。

选购床垫时，注意选购正规生产厂家的床垫，一般有较长的保修、试用期。在试用期限内，如发现床垫不适合，可以及时更换。

四、腰下方垫啤酒瓶有用吗？

腰椎间盘突出的患者睡觉时，在腰部下方垫一个啤酒瓶的做法是不可取的。因为我们人体的腰椎是有正常的生理曲度的。仰卧时，在腰部下方垫一个啤酒瓶有可能会导致腰椎的生理曲度变形，反而不利于腰突的康复。而且啤酒瓶有破碎的风险。碎片有可能划破皮肤，导致出血。

如果仰卧时腰部悬空，通常会建议改善睡姿，例如仰卧时，在双膝下垫一两个枕头，如此有利于腰椎维持正常的生理曲度，让腰部肌肉得到适当的休息。

五、腰突的朋友应该怎么吃？

每一位腰不好的人，都有一颗操着"吃什么对腰好"的心。

虽然腰椎间盘突出症不像糖尿病之类的疾病，具有特定的食谱，对食物的摄入有严格的要求，但是我们仍然可以通过饮食来帮助改善症状。均衡的饮食营养有利于滋养腰椎中的椎间盘、关节及其附近肌肉、韧带等组织，使腰椎等骨骼组织发挥最佳功能以支撑我们的躯干。

以下是饮食的注意事项：

1）限制"添加糖"的摄入

"添加糖"，又称自由糖，可以理解为加在食物里的所有糖。研究发现，高"添加糖"的饮食会导致低度炎症。[9]也就是说，当人体处于急性炎症期，摄入过多的"添加糖"会影响炎症的消散，有可能延长急性期的时间。另外，摄入过多的"添加糖"还会导致肥胖，直接增加椎间盘的压力，影响其自我修复。目前世界卫生组织对于"添加糖"的摄入量原则，建议每天不超过 7 茶匙（30 克）。1 茶匙糖大约重 4 克。

2）注意营养物质的摄入

钙

摄入充足的钙有助于人体保持必要的骨量水平，它和负重运动一起，有助于预防成年人的骨质疏松症。骨质疏松症易导致椎骨骨折，引发腰痛。补钙的同时，可配合维生素 D_3 一同摄入，方能促进人体对钙的吸收。

富含钙的食物

■ 乳制品，如牛奶、酸奶和奶酪；

- 绿叶蔬菜类，如羽衣甘蓝、白菜；

- 豆类和豆制品，如豆腐；

- 鱼类，如沙丁鱼和鲑鱼；

- 其他如杏仁、橙子等。

而维生素 D_3 可通过晒太阳或维生素 D_3 营养剂获取。

镁

镁是组成骨基质的重要矿物质，缺镁不利于腰椎健康，及时补充镁，可以帮助维持骨密度和预防腰椎问题。

富含镁的食物

绿叶蔬菜、鱼类、豆类、种子、坚果、全谷物、酸奶、鳄梨、香蕉和黑巧克力（可可含量 70% 及以上）。

维生素 K_2

维生素 K_2 可把钙平均分配至骨骼及周围的软组织中，对骨骼的新陈代谢至关重要。维生素 K_2 与钙结合有助于腰椎及全身骨骼保持健壮。维生素 K_2 可以从食物中摄入，也可以由膳食中的维生素 K_1 在人体内经消化酶转化而成。富含维生素 K_2 的食物包括：肉类、奶酪、蛋黄和其他乳制品。

而 K_1 存在于绿叶蔬菜中，如菠菜、羽衣甘蓝和西兰花。

维生素 C

保持摄入充足的维生素 C，有助于治疗损伤的肌肉、肌腱、韧带和椎间盘，并对保持椎骨强壮至关重要。富含维生素 C 的食物包括：水果如草莓、猕猴桃、橙子、番石榴、葡萄柚；蔬菜如西红柿、西兰花、菠菜、彩椒。

维生素 B_{12}

维生素 B_{12} 是形成人体骨骼细胞和骨髓内红细胞的物质，

维生素 B_{12} 缺乏性贫血与骨质疏松症有关。富含维生素 B_{12} 的食物包括：动物蛋白质，如蛋、鱼、家禽或肉制品；乳制品，如牛奶、酸奶和奶酪。

由于蔬菜瓜果等植物中未发现维生素 B_{12}，所以，为预防贫血，长期素食者应在医师的监督下补充维生素 B_{12}。

以上介绍的是从饮食中摄取营养物质，如果你想摄入营养补充剂，建议在医生或者营养师的指导下服用。

六、腰突康复后可以跑步吗？

现在的跑步已不复当年运动的普通模样，而是集社交与时尚于一身的弄潮儿。腰突后能不能跑步，可能直接改变了很大一部分人的生活方式。

其实腰突后能不能跑步，取决于腰突患者的身体状况。

（1）如果腰部基本无疼痛，腿麻、下肢无力等症状基本消失，那么腰突患者可以从尝试慢跑 10 分钟开始，但必须注意跑步的姿势要正确。如果第二天没有症状加重的现象出现，那么就可以继续尝试、逐渐加量。

（2）如果疼痛、下肢无力、腿麻等腰突症状明显，不建议腰突患者尝试跑步，而是应该以缓解疼痛、腿麻为主要目标进行运动康复。因为在跑步过程中产生的跑步冲击力可能会加重腰突的症状。主要表现在：

①由于双脚交替和脚与地面接触，会给腰部带来冲击，此时如果腰部的肌肉力量不够强，易使突出物刺激到神经根，引起甚至加重腰突症状；

②由于一侧或双侧的腰痛、腿麻等症状，腰突患者身体易形成自我保护模式，导致跑步的姿势异常，易引起膝盖疼痛等运动损伤。比如，一侧腿麻，跑步时易使身体为了少用麻木的腿，而使身体重心偏向另一侧，导致两侧负重不平衡。

七、游泳对缓解腰突有好处吗？

正常情况下，腰突患者们在疼痛可承受的范围内，适当游泳可以拉伸锻炼腰背部的肌肉，有助于恢复肌肉的柔韧性和增加肌肉力量，稳定脊柱，缓解腰突疼痛。所以说，适当的游泳对腰椎间盘突出的康复是有一定的帮助的，这主要表现在以下几点：

（1）游泳是一项低负荷运动，水的浮力可减轻游泳动作对背部施加的压力；

（2）游泳可以伸展身体的各个部位，拉伸和放松腰背部肌肉；

（3）游泳是抗阻的有氧运动，可以增强支撑脊柱的肌肉力量；

（4）游泳可以刺激人体血液循环，改善腰背部的血液供应，促进新陈代谢，缓解疼痛。

但是，在腰突症状急性发作期不宜游泳。游泳适宜在恢复期进行。同时，腰椎间盘突出患者在游泳时需注意：

■ 不宜去海边或水流比较急的地方游泳。意外发生时，腰椎间盘突出患者没有强大的肌肉力量支撑快速游离危险，故适合在游泳池；

- 避免过度伸展的游泳姿势。例如蝶泳对肌肉的力量要求较大，不适合腰椎间盘突出患者。蛙泳虽可以锻炼腰腹和肩背部的肌肉，但是动作过大时也会过度伸展腰背部肌肉，所以突友们蛙泳时不宜动作过大。而仰泳时，水会支撑腰背部，可以保护脊柱免受过强的压力和冲击，所以仰泳非常适合腰突患者；

- 下水前先热身。每次热身不少于 10 分钟。热身运动可以参考腰部的康复运动；

- 下水时，应该先走进游泳池，浸湿身体高达胸部位置。这样可以让身体慢慢地适应水温的刺激，预防由于温度变化对腰椎及其腰椎神经的突然刺激引起不良反应；

- 每周的游泳次数不宜超过 3 次，避免过度疲劳引起肌肉劳损。

八、为什么我的腰突症状总是反复？

腰痛反复发作，是众多突友一直苦恼的问题。相关的研究指出，与脊柱相关的急性 / 慢性腰背疼痛的复发率非常高，一年内的腰痛复发率可能高达 84%。[1] 那么是什么导致了腰痛的复发率如此高呢？主要原因有以下几个。

（一）腰腹部深层肌肉弱化

一般情况下，腰椎的稳定性不足是引起腰痛的主要原因之一。一直以来，为了给腰椎提供强有力支撑，需要腰腹部的深层肌肉进行持续的收缩工作。我们能够维持特定姿势的久坐、久站，主要是依靠这些深层肌肉的持续收缩。如果这些深层肌肉出现弱化，不能正常收缩，会导致腰椎的稳定性下降，腰椎受到外力的过度压迫，引起疼痛。

值得庆幸的是，我们可以通过一些小动作把腰腹部的深层肌肉重新"激活"，增强它们的肌力，给腰椎提供足够的稳定性，预防腰痛。

（二）职业影响

一项随访试验指出，司机的腰痛复发率最高，护士其次。[3]

在这项实验中，研究者随机抽取了 2342 例不同职业的腰背损伤患者进行为期 3 年的随访，以评估影响腰痛的复发率的因素。结果显示：

- 随访 1 年复发率为 20%，3 年复发率为 36.3%；
- 相比于女性，男性的复发率较高；
- 复发率最高的职业是司机，高达 42.1%，其次是护士。

这可能是因为司机与护士的职业要求长期保持单一姿势与重复性动作有关，如长期久坐开车、重复性弯腰护理。

对于如何降低腰痛的复发率，相关的科学研究也给出了相关答案。在一项高质量研究中，为了评估现有的 21 项腰痛预防措施对于预防腰痛反复发作的有效性，对 3 万多名腰痛患者数据进行整理分析。[10] 结果显示：使用运动康复和健康教育相结合的方法进行康复治疗和预防腰痛的患者，其康复后第一年的腰痛复发率降低了 45%。也就是说，运动康复和健康教育相结合的方法可有效降低腰痛复发率。仅仅依靠运动康复的腰痛患者在康复后的第一年腰痛复发率降低了35%，虽然没有前者高，但也较大地降低了腰痛复发率。也就是说，仅仅依靠运动康复、运动康复与健康教育相结合的方法皆可有效预防腰痛复发。但其他的一些干预方法，例如单独健康教育、使用鞋垫、单独牵引等措施在预防腰痛复发方面的效果不甚理想。

参考文献

[1] Hides, J., Jull, G. and A. Richardson, C., 2001. Long-Term Effects of Specific Stabilizing Exercises for First-Episode Low Back Pain, 26, E243-8 pp.

[2] Wilke, H.J., Neef, P., Caimi, M., Hoogland, T. and Claes, L.E., 1999. New in vivo measurements of pressures in the intervertebral disc in daily life. Spine（Phila Pa 1976），24（8）：755-62.

[3] Abenhaim, L., Suissa, S. and Rossignol, M., 1988. Risk of recurrence of occupational back pain over three year follow up. British journal of industrial medicine, 45（12）：829-833.

[4] Lis, A.M., Black, K.M., Korn, H. and Nordin, M., 2007. Association between sitting and occupational LBP. European spine journal : official publication of the European Spine Society, the European Spinal Deformity Society, and the European Section of the Cervical Spine Research Society, 16（2）：283-298.

[5] Ekelund, U., Steene-Johannessen, J., Brown, W.J., Fagerland, M.W., Owen, N., Powell, K.E., Bauman, A. and Lee, I.M., 2016. Does physical activity attenuate, or even eliminate, the detrimental association of sitting time with mortality? A harmonised meta-analysis of data from more than 1 million men and women. The Lancet, 388（10051）：1302-1310.

[6] Claus, A., Hides J Fau -Moseley, G.L., Moseley Gl Fau -Hodges, P. and

Hodges, P., Sitting versus standing: does the intradiscal pressure cause disc degeneration or low back pain?（1050-6411（Print））.

[7] 王健，杨锆，刘志平. 鞋底类型和步行速度对行走相关肌群平均肌电活动的影响 [J]. 体育科学，2011，31（5）: 55-58.

[8] Kovacs, F.M., Abraira, V., Peña, A., Martín-Rodríguez, J.G., Sánchez-Vera, M., Ferrer, E., Ruano, D., Guillén, P., Gestoso, M. and Muriel, A.J.T.L., 2003. Effect of firmness of mattress on chronic non-specific low-back pain: randomised, double-blind, controlled, multicentre trial. 362（9396）: 1599-1604.

[9] Frazier, T.H., DiBaise, J.K. and McClain, C.J., 2011. Gut microbiota, intestinal permeability, obesity-induced inflammation, and liver injury. JPEN J Parenter Enteral Nutr, 35（5 Suppl）: 14s-20s.

[10] Steffens, D., Maher, C.G., Pereira, L.S., Stevens, M.L., Oliveira, V.C., Chapple, M., Teixeira-Salmela, L.F. and Hancock, M.J., Prevention of Low Back Pain: A Systematic Review and Meta-analysis. （2168-6114（Electronic））